Der
Feinschmecker
ißt
salzarm

AF757285

Der Feinschmecker ißt salzarm

Die feine Küche,
die keiner für möglich hielt

Wissenschaftliche Beratung:
Prof. Dr. med. Falko Skrabal

Hansgeorg Bergmann
Christiane Langohr
Rudolf Steinert
(Versuchsküche und Redaktion der
Zeitschrift **essen & trinken**)
Doris Skrabal

V
Friedr. Vieweg & Sohn · Braunschweig/Wiesbaden

CIP-Kurztitelaufnahme der Deutschen Bibliothek

Der Feinschmecker ißt salzarm: d. feine Küche, d. keiner für möglich hielt/ Hansgeorg Bergmann ... Wiss. Beratung: Falko Skrabal. [Ill.: Petra Stender]. – Braunschweig; Wiesbaden: Vieweg, 1986.

ISBN 978-3-322-99035-8 ISBN 978-3-322-99034-1 (eBook)

DOI 10.1007/978-3-322-99034-1

NE: Bergmann, Hansgeorg [Mitverf.]

© Copyright by J. Weser Werbung GmbH, Gütersloh

Herausgeber:	Byk Gulden Lomberg Chemische Fabrik GmbH, 7750 Konstanz
Wissenschaftliche Beratung:	Prof. Dr. med. Falko Skrabal
Illustrationen:	Petra Stender
Layout:	Jürgen Pengel
Herstellung:	Gütersloher Druckservice GmbH, Gütersloh

INHALT

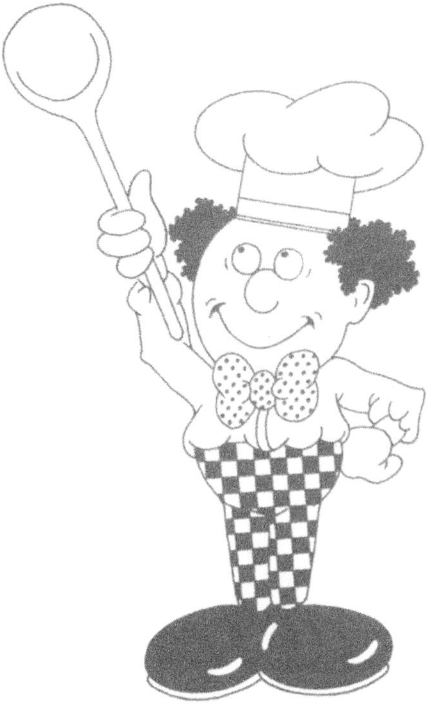

Geleitwort

Eine der vordringlichsten Aufgaben unserer Zeit liegt in der Behandlung der Herz-Kreislauf-Erkrankungen, an deren Folgen in der BRD jährlich über 350 000 Menschen sterben. Dabei steht die Normalisierung des Blutdrucks im Vordergrund, denn ein erhöhter Blutdruck ist wichtigster Risikofaktor der Herz-Kreislauf-Erkrankungen.

Zur Unterstützung der Heilmaßnahmen des Arztes fällt dem pharmazeutischen Unternehmen neben der Entwicklung neuer, verbesserter Medikamente zunehmend auch eine Verantwortung für die gesundheitliche Aufklärung des Patienten zu.

BYK GULDEN bemüht sich, auf dem Gebiet der Herz-Kreislauf-Erkrankungen den Arzt besonders bei der Behandlung der Hochdruckpatienten zu unterstützen.

Das vorliegende Kochbuch ***„Der Feinschmecker ißt salzarm"*** zeigt in einer Vielzahl von Rezepten, wie z. B. die Verwendung von Kräutern den bedeutendsten Risikofaktor des Hochdruckpatienten — das Salz — überflüssig macht.

Wir wünschen guten Appetit für ein langes Leben ohne Hochdruck.

Dr. U. Sorger
Mitglied der Geschäftsführung
BYK GULDEN Lomberg GmbH,
Konstanz

Trau keinem, der den Salzstreuer für die tragende Säule der guten Küche hält!

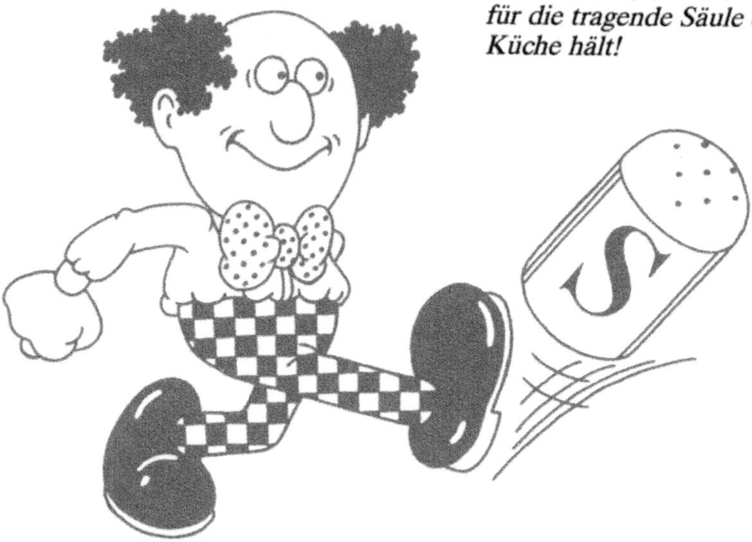

Dies ist ein Kochbuch gegen ein Vorurteil

Zugegeben: Es ist schwer, dem Versprechen, das im Titel dieses Buches steckt, Glauben zu schenken; schwer für alle, die in der herkömmlichen kochsalzarmen Diät bereits gründlich erfahren sind, und sicherlich noch schwerer für jene, die sich gerade anschicken, mit dieser Küche zu leben. Wer in das Lager der „Kochsalzarmen" hinüberwechselt, der läßt, so scheint's, alle Hoffnung auf kulinarische Wonnen fahren: Ohne reichlich Salz, jeder glaubt das zu wissen, schmeckt halt gar nichts, vom „Salz der Erde" spricht schon die Bibel, und vom Kuß ohne Bart, der wie eine Suppe ohne Salz ist, munkelt die deutsche Volksweisheit. Die Säule, auf der alle Kochkultur ruht, ist eben eine Salzsäule. Basta!

Schlimm, daß auch jene so denken, die es eigentlich besser wissen sollten: Die kulinarischen Profis nämlich, die so gern und so schwärmerisch — und so richtig! — von der unübertrefflichen Köstlichkeit und Güte weitgehend „naturbelassener" Nahrungsmittel reden, sich einerseits für ihre progressive Kochkunst ein Publikum mit sen-

siblen und unverbildeten Geschmacksnerven wünschen, andererseits aber die geschmacklich höchstsensibilisierten aller Esser als kulinarisch hoffnungslose Fälle abtun: die „Kochsalzarmen" nämlich, die für Geschmacksreize und Geschmacksnuancen empfänglich sind, von denen die landläufigen Feinschmecker kaum etwas ahnen.
Wenn aber Köche, die alle Register moderner Haute Cuisine zu ziehen wissen, in der kochsalzarmen Küche keine die Mühe lohnende Herausforderung erkennen, wen wundert's da, daß die fleißigen Autorinnen und Autoren von einschlägigen Diät-Kochbüchern in ihre sicherlich streng wissenschaftlichen und auch sonst sehr korrekten Rezepte nicht mehr investieren als eben — viel Fleiß? Und im übrigen, wenn's nämlich um kulinarisches Raffinement und um Vielfalt geht, kapitulieren und resignieren? Weil — siehe oben! — „ohne Salz nicht viel zu machen ist".
In welchem Maße Vorurteile den Blick für Möglichkeiten trüben können, haben die Autoren dieses Kochbuchs an sich selbst erfahren: Keiner von ihnen war anfangs vom Gelingen so recht überzeugt, und sie bekennen gern, daß die Schelte gegen die Koch-Profis auch sie selber trifft. Oder doch traf. Denn schon nach einem kurzen Versuchsstadium schwand alle Halbherzigkeit, und es zeigte sich, daß systematisches Experimentieren mit frischen Kräutern, bestimmten Gewürzen und Gewürzmischungen zu Erfolgen führte. Jetzt, nach Abschluß dieses Buches, darf man getrost behaupten, daß kochsalzarme Gerichte, die Gourmet-Ansprüchen genügen (wohlgemerkt: den Ansprüchen aller Gourmets, nicht nur der in Geschmacksdingen sensibleren kochsalzentwöhnten), keineswegs nur seltene Glücksfälle sind: Eine eigenständige, abwechslungsreiche und sehr reizvolle kochsalzarme Küche ist möglich. Das vorliegende Buch ist erst ein Anfang! Ein Anfang, der den „Kochsalzarmen" Mut zu eigener Kreativität machen möchte. Was sich die Autoren wünschen, sind viele, viele „salzarme" Hobby-Köche!
Das unterzeichnete Team dankt Herrn Prof. Dr. Falko Skrabal für seine wertvollen wissenschaftlichen Beiträge und seine kompetenten Ratschläge zu Einzelfragen. Dank gebührt auch seiner Frau, einer ausgezeichneten Köchin, der es gelang, ein paar Kochsalzgläubige zu einer seit langem fälligen Arbeit zu motivieren.

Christiane Langohr
Rudolf Steinert
Hansgeorg Bergmann

Rückkehr zum rechten Maß

Es war mir eine besondere Freude, an diesem Buch mitzuarbeiten, weil ich davon überzeugt bin, daß die so häufige Hochdruckkrankheit durch einfache diätetische Maßnahmen in den allermeisten Fällen zu verhindern wäre. Als Mediziner, der sich seit vielen Jahren mit der Entstehung der Hochdruckkrankheit beschäftigt, halte ich es für erwiesen, daß eine zu hohe Kochsalzzufuhr die entscheidende Rolle bei der Entstehung der Hochdruckkrankheit spielt. Diese Erkenntnis ist keineswegs neu. Die Tatsache, daß es sehr einfache Regeln sind, deren Beachtung eine Reihe von Krankheiten verhindern könnte, ist offenbar für viele Laien und auch Mediziner Grund genug, die gebotenen Maßnahmen nicht durchzuführen und die Verfechter dieser Ideen als Gesundheitsapostel und Fanatiker zu belächeln.

Zum Wesen des Gesundheitsfanatikers jedoch gehört es, daß er die Erhaltung der Gesundheit zum eigentlichen Ziel des Lebens erhebt, oft genug um den Preis von Lebensfreude und Lebensqualität, eine Einstellung, von der ich mit meiner Forderung nach drastischer Einschränkung des Kochsalzkonsums weit entfernt bin: Denn einmal beweist die Entwicklungs-, aber auch die Kulturgeschichte, daß wir im Laufe der Zeit das rechte Maß für Salz verloren haben, und zum anderen wird jeder, der sich auf verringerte Kochsalzaufnahme umstellt, sehr bald die erfreuliche Entdeckung machen, daß sich die Wahrnehmungsfähigkeit seiner Geschmacksorgane verschärft und

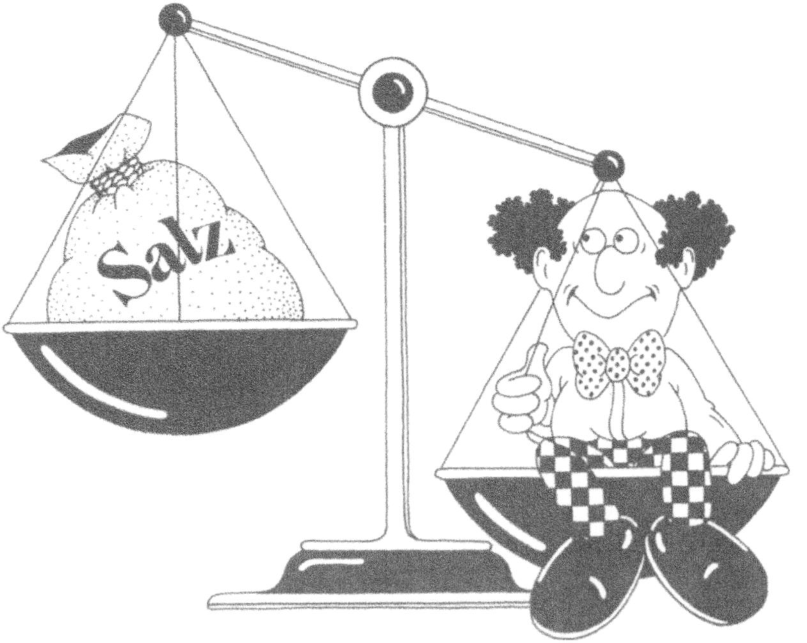

verfeinert, ja, daß er zum „Feinschmekker“ im eigentlichen Sinn des Wortes wird. Und das dürfte doch wohl eine echte Bereicherung in puncto Lebensqualität bedeuten!
Der Titel dieses Buches, „Der Feinschmecker ißt salzarm“, ist also wörtlich zu nehmen. Die Rezepte werden überdies dazu beitragen, die bislang oft als schwierig empfundenen ersten Wochen der Umstellung auf salzarme Ernährung zu einem echten kulinarischen Vergnügen zu machen. Ich wünsche allen Benutzern viel Erfolg beim Backen und Kochen!

Prof. Dr. med. Falko Skrabal

Blutdruck und Bluthochdruck

Bei jedem Herzschlag pumpt das Herz ca. 70 ml Blut (ca. 2 Schnapsgläschen) durch die Hauptschlagader, von wo sich das Blut in die großen Arterien verteilt, die alle Organe des Menschen mit Blut, also mit Sauerstoff und Nahrungsmitteln versorgen. Insgesamt wird so bei ca. 70 Herzschlägen pro Minute der Körper mit 5 Liter Blut pro Minute versorgt. Bei jedem Herzschlag setzen die Blutgefäße der ankommenden Blutwelle einen Widerstand entgegen, so daß der Druck beim Zusammenziehen des Herzens auf ca. 120 mm Quecksilbersäule ansteigt. Dieser Wert während des Zusammenziehens des Herzens wird als systolischer Blutdruck bezeichnet und immer zuerst angegeben. Während des Erschlaffens des Herzens sinkt der Blutdruck wegen der Elastizität der Gefäße nicht auf Null, sondern bleibt noch deutlich darüber. Diesen Blutdruck, den „diastolischen", – gibt man nach dem systolischen an; er beträgt bei einem Gesunden zwischen 70 und 80 mm Quecksilbersäule. Entsprechend dauernden äußeren Einflüssen wie seelischer Erregung, Tätigkeit, Lage des Körpers ändert sich der Blutdruck von Minute zu Minute, ja sogar von Herzschlag zu Herzschlag ständig, so daß Schwankungen des systolischen Blutdrucks von einer Minute auf die andere, von z. B. 120 auf 140 mm oder mehr, völlig normal sind. Am niedrigsten ist der Blutdruck während körperlicher und seelischer Ruhe, vor allem nachts.

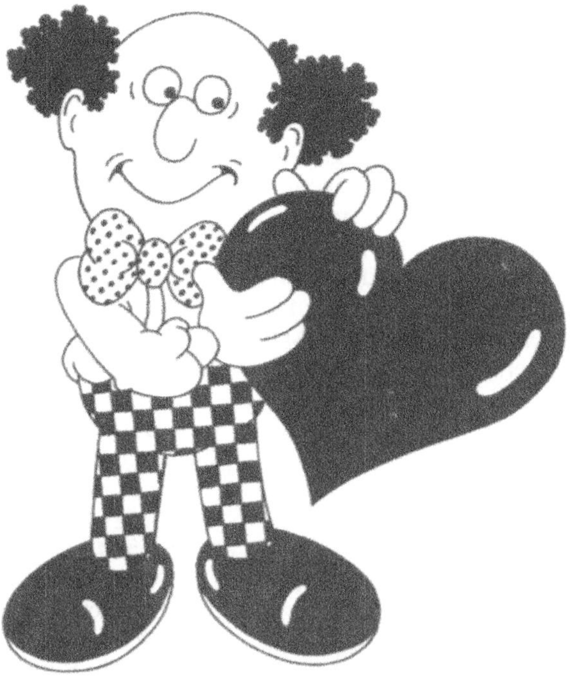

Die Hochdruckkrankheit

Von einem Hochdruck spricht man, wenn bei einem jungen Menschen bis zum Alter von 40 Jahren der Blutdruck auch in Ruhe ständig über 140/90 liegt. So lange die Blutdruckmessung vorwiegend vom Mediziner vorgenommen wird, sollte man allerdings berücksichtigen, daß für viele Menschen schon der Arztbesuch einen großen Streß darstellt, einem einzelnen erhöhten Wert also keine erhebliche Bedeutung zukommt. Nur wenn bei wenigstens drei Kontrollen der Blutdruck jedesmal eindeutig erhöht ist, kann man vom Vorliegen eines Bluthochdrucks sprechen. In den allermeisten Fällen (ca. 95 %) wird es sich dabei um einen „essentiellen" Bluthochdruck handeln, also um einen Hochdruck ohne erkennbare Erkrankung von Körperorganen.

Obwohl die Chance sehr klein ist, bei Hochdruckkrankheit eine korrigierbare Ursache zu finden (Verengung der Hauptschlagader oder der Nierenarterien, Nierenerkrankungen usw.) sollte sich jeder Hochdruckkranke zu einem kleinen Basisuntersuchungsprogramm bereitfinden, damit heilbare Ursachen ausgeschlossen werden können. Dieses Programm sieht einfache Blutuntersuchungen (auf Blutsenkungsgeschwindigkeit, Harnstoff, Kreatinin, Harnsäure, Kalium, Glucose) und eine

Harnanalyse vor (mit Eiweißbestimmung und Suche nach roten und weißen Blutkörperchen).
Darüber hinaus gibt eine harmlose und schmerzfreie Ultraschalluntersuchung der Nieren- und Nebennierengegend eine zusätzliche Möglichkeit, eventuelle heilbare Bluthochdruck-Ursachen zu erkennen.
Nur bei Nichtansprechen des Bluthochdrucks auf Allgemeinmaßnahmen und Medikamente wird Ihnen Ihr Arzt zusätzliche Untersuchungen anraten.

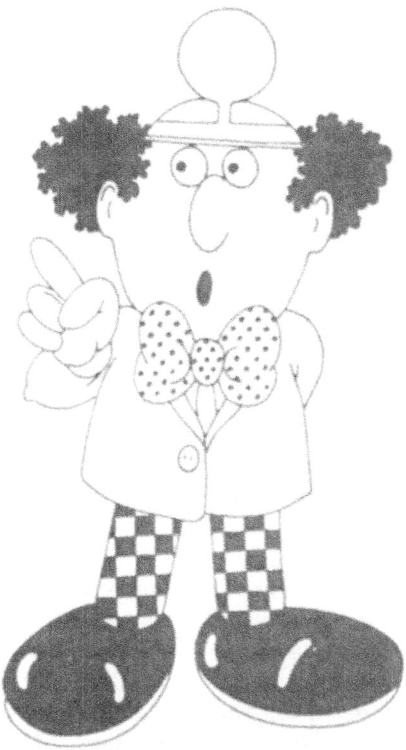

Seit vielen Jahrzehnten hat es sich herauskristallisiert, daß für den essentiellen Bluthochdruck zwei Faktoren wesentlich sind: der Salzkonsum und der Streß (wobei es unwichtig ist, ob dieser Streß auch tatsächlich als Streß empfunden wird).
Zu den wichtigsten Beweisen für die entscheidende Rolle des Kochsalzkonsums bei der Entstehung der Hochdruckkrankheit gehört die unangefochtene Beobachtung, daß Völker mit einem sehr niedrigen Kochsalzverbrauch von weniger als 3—4 Gramm pro Kopf und Tag nicht unter Bluthochdruck leiden, bei der Umstellung auf eine kochsalzreiche Ernährung jedoch Hochdruck entwickeln (also nicht „von Natur" gegen hohen Blutdruck geschützt sind). Bei Bevölkerungen mit einem extrem niedrigen Kochsalzkonsum fehlt auch der Anstieg des Blutdrucks mit zunehmendem Lebensalter, wie er in der Bundesrepublik und anderen westlichen Industrieländern festzustellen ist: Bei uns steigt mit jedem Lebensjahrzehnt auch der Blutdruck im Durchschnitt um 10 mm Quecksilbersäule, so daß die Formel „100 plus Lebensalter in Jahren" ziemlich akkurat den durchschnittlichen systolischen Blutdruckwert der Bevölkerung angibt. Woraus folgt, daß hierzulande bei einem 50jährigen ein Blutdruck von 150 mm Quecksilbersäule als „normal" gilt, bei einem 80jährigen sogar noch ein Blutdruck von 180 mm Quecksilbersäule! Nur aus diesem Grund — weil wir unsere Normwerte auf solche Art korrigieren — können wir darauf pochen, daß die Häufigkeit des Hochdrucks bei

den Bevölkerungen der westlichen Industrieländer nur 10 — 20 % beträgt. Würde man dagegen berücksichtigen, daß in Ländern, in denen der Kochsalzkonsum extrem niedrig ist, der Blutdruck mit dem Alter nicht ansteigt, d. h. daß auch für einen 80jährigen noch ein Blutdruck von 120 mm Hg den Normwert darstellt, würde sich der Prozentsatz der Hochdruckkranken in der Bundesrepublik deutlich erhöhen!

Um die Wichtigkeit des Kochsalzes im Körper und dessen Regulation zu verstehen, ist es nicht uninteressant, einen kleinen Ausflug in die Entwicklungsgeschichte des Lebens überhaupt zu unternehmen. In den damals noch kaliumreichen Weltmeeren entwikkelte sich vor vielen Millionen Jahren tierisches Leben, zuerst in Form von einzelligen Lebewesen, die in ihrem Zellinneren eine sehr hohe Kaliumkonzentration aufwiesen. Die Erhaltung des hohen intrazellulären Kaliumgehaltes bei gleichzeitiger Entfernung des schädlichen Kochsalzes aus dem Zellinneren geschieht durch eine Membranpumpe und stellt die Grundlage allen Lebens auf der Erde dar. Erlahmt die Pumpfunktion der Zellmembran, kommt es zum Kochsalzeinstrom in die Zelle, zu Kaliumverlust und schließlich zum Tod der Zelle. Als dann vielzellige Lebewesen vom Meer aufs Land übersiedelten, nahmen sie sich quasi ihr eigenes Meer mit: die stark kochsalzhaltige Körperflüssigkeit, in der alle lebenden Zellen des Körpers gleichsam „schwimmen". Ein Teil dieser Flüssigkeit ist das salzige Blutwasser. In der Folge waren die Lebewesen nach Verlassen der salzreichen Weltmeere über Jahrmillionen von dem Verlust dieser „extrazellulären" Flüssigkeit bedroht. Antwort auf diese Bedrohung war die Entwicklung der Niere, die in erster Linie die Aufgabe hat, das Kochsalz und damit die Körperflüssigkeit zu bewahren. So kann der Mensch täglich mit einem halben Gramm Kochsalz auskommen, und es gibt Völker, die sich bei so niedriger Kochsalzzufuhr zu großer Blüte entwickelt haben. Andererseits ist es verständlich, daß der Mensch wegen des geringen Salzgehalts seiner Nahrung eine ausgeprägte geschmackliche Vorliebe für das Salzen entwickelt hat, und daß die in manchen Zeiten und Gegenden schwer zu beschaffende Würze oft genug ein kostbares Handelsobjekt war.

Heute ist Kochsalz ein auch für den Armen erschwingliches billiges Grundnahrungsmittel, das nunmehr dem Essen in Unmengen (bis zum Vierzigfachen des Minimalbedarfes!) zugesetzt wird. Natürlich konnte es in den wenigen Jahrhunderten, die seit Beginn der überreichlichen Verfügbarkeit des Salzes vergangen sind, zu keiner Anpassung der Ausscheidungsmechanismen an die gewaltige Salzzufuhr kommen; die Folge ist eine — allerdings nur geringe — Zunahme des Körperwassers und des Gesamtgehaltes an Kochsalz im Körper. Der erhöhte Kochsalzgehalt begünstigt ein Zusammenziehen der Blutgefäße durch die Streßhormone Adrenalin und Noradrenalin, die in der Nebenniere erzeugt werden. Damit kommt es vor allem unter psychischem Streß zu Blutdruckanstiegen, die über das normale

Maß hinausgehen, und im Laufe der Jahre schließlich zu einem immer weiteren Ansteigen auch des Ruhe-Blutdrucks führen.
Für die Entwicklung der Hochdruckkrankheit besteht eine erhebliche erbliche Komponente. Wenn Vater, Mutter oder Großeltern an erhöhtem Blutdruck leiden, sollten die Ratschläge dieses Buches besonders genau befolgt werden, um eine Hochdruckkrankheit zu verhindern.

Risiko des erhöhten Blutdrucks

Es ist einleuchtend, daß ein höherer Blutdruck bei jedem einzelnen Herzschlag zu einer rascheren Gefäßabnutzung führt. Diese aber beginnt nicht etwa erst bei dem willkürlich von Ärzten festgelegten Blutdruckgrenzwert von 140 mm systolisch, sondern steigert sich kontinuierlich von den niedrigsten beobachteten systolischen Blutdruckwerten an.
Auf jeden Fall gilt die Faustregel: Je höher der Blutdruck um so größer der Gefäßschaden und um so früher die Arterienverkalkung (Arteriosklerose). Arteriosklerose aber führt zu einer Durchblutungs-Beeinträchtigung von lebenswichtigen Organen, speziell des Herzens, des Hirns und der Nieren.
Am Herzen führt eine Arteriosklerose der Herzkranzgefäße zur „koronaren Herzkrankheit" und — bei plötzlichem Verschluß eines Gefäßes — zum Herzinfarkt. Und auch wenn es nicht zum Infarkt kommt, schädigt eine Koronarsklerose den Herzmuskel so sehr, daß sich später Herzschwäche oder Rhythmusstörungen einstellen können. Am Hirn bedingt die Gefäßsklerose ein Nachlassen der Hirnleistung mit zunehmendem Lebensalter und kann zum Schlaganfall mit Lähmungserscheinungen führen. Die Niere schließlich reagiert auf langdauernd hohen Blutdruck mit der Störung der Schlackenstoff-Ausscheidung. Es muß an dieser Stelle betont werden, daß ein erhöhter Blutdruck natürlich nur einer von vielen Faktoren ist, die unsere Blutgefäße schädigen: Übergewicht, Nikontinkonsum, erhöhte Blutfett- und Harnsäurewerte beschleunigen ebenfalls die Entwicklung der Arteriosklerose. Es ist bemerkenswert, daß sich beim Zusammentreffen von mehreren Risikofaktoren das Risiko nicht addiert, sondern multipliziert. Ein übergewichtiger Raucher mit Bluthochdruck etwa ist extrem Arteriosklerose-gefährdet.
Jenen, die bereits mit einem stark erhöhten Blutdruck leben, dürfen wir versichern, daß eine konsequente Blutdruckbehandlung das Risiko wieder vollständig normalisiert. Überdies kennt jeder Arzt selbstverständlich viele Patienten, die trotz jahrzehntelangem stark erhöhtem Blutdruck ein hohes Lebensalter erreichen.

Behandlung des hohen Blutdrucks

Wenn Sie zu den zehn von 100 Leuten zählen, die bereits im jüngeren Lebensalter einen eindeutig erhöhten Blutdruck aufweisen, sollten sie frühzeitig

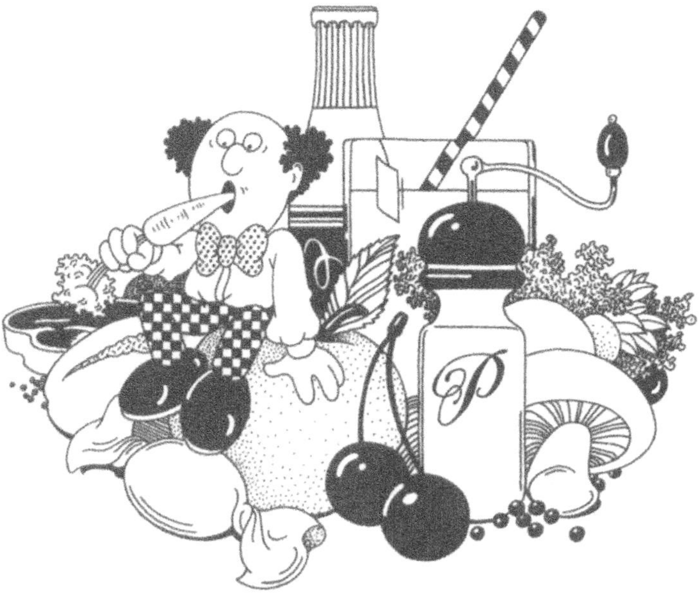

Tabelle A: ***Bei kochsalzarmer Diät erlaubte Nahrungsmittel***

- Alle Sorten Frischfleisch
- Alle Arten Frischfisch
- Milch in mäßiger Menge (1 Liter Milch enthält ca. 1,2 Gramm Kochsalz)
- Eier in mäßiger Menge (1 Ei enthält ca. 0,12 Gramm Kochsalz)
- Butter und alle Öle
- Alle Getreide- und Mehlprodukte
- Eierteigwaren in mäßiger Menge (100 Gramm enthalten ca. 1 bis 1,2 Gramm Kochsalz)
- Ungesalzenes Brot
- Alle Sorten Frischgemüse und Pilze
- Obst (frisch)
- Zucker, Süßigkeiten, Marmelade
- Wein, Bier, alle Säfte
- Alle Küchenkräuter, Pfeffer, Zimt, Gewürznelken, Lorbeer, Thymian, Rosmarin, Knoblauch, Basilikum, Kümmel, Paprika, Curry

mit der Behandlung beginnen, da die Therapie umso einfacher und erfolgversprechender ist, je früher damit begonnen wird.
Wenn die in diesem Buch angeratenen diätetischen Maßnahmen nicht ausreichen, den Blutdruck zu normalisieren, ist eine medikamentöse Behandlung unter regelmäßiger Blutdruckkontrolle (eventuell Selbstkontrolle) unerläßlich. Auch dann sollte die kochsalzarme Kost unbedingt eingehalten werden, da dadurch der Medikamentenverbrauch stark reduziert wird. So müssen auch alle Medikamentenkombinationen einen salztreibenden Teil enthalten, um so wirksam zu werden.
Unabdingbare Basistherapie ist nach unserer Auffassung die Reduktion des Körpergewichtes auf das Idealgewicht: Gewichtsminderung allein kann schon in vielen Fällen eine Normalisierung des Bluthochdrucks (vor allem in seinen Anfangsstadien) bewirken. Selbstverständlich ist auch jedes zusätzliche Risiko (zum Beispiel der Nikotinkonsum) auszuschalten. Darüber hinaus aber ist eine Kochsalzeinschränkung auf 3 bis 4 Gramm täglich absolut unerläßlich.
Mit unserem Kochbuch möchten wir Ihnen diese Einschränkung nicht nur angenehm, sondern auch einfacher machen. Sie dürfen sich ohne umständliche rechnerische Kontrollen Ihren Tagesbedarf nach den Rezepten Ihrer Wahl zusammenstellen: Solange sie nicht mehr als 2000 Kalorien verbrauchen, können Sie sicher sein, Ihre Kochsalzzufuhr in den oben angegebenen Grenzen zu halten.
Die Tabellen A und B werden Ihnen beim Zusammenstellen reizvoller Rezepte nützlich sein. Tabelle A enthält die bei kochsalzarmer Diät unbedenklichen Nahrungsmittel, die Sie, vorausgesetzt, Sie beschränken sich auf einen Tageskonsum von 2 000 Kalorien, beliebig kombinieren können, ohne mehr als 1 bis 2 Gramm Kochsalz zu sich zu nehmen. Es bleibt Ihnen vorbchalten, ob Sie es bei dieser Salzmenge bewenden lassen, oder ob Sie auf 4 Gramm aufrunden, sei es durch Nachsalzen oder den — selbstverständlich sparsamen! — Rückgriff auf die „verbotenen“ Nahrungsmittel in Tabelle B.

Sport und Kochsalzkonsum

Sportliche Betätigung führt zum Verlust von Körperwasser. Körperwasser aber ist salzhaltig, und so stellt sich die Frage, wieviel Kochsalz wir beim Schwitzen abgeben können, ohne daß sich ein deutlicher Abbau unserer maximalen Leistungsfähigkeit einstellt. Nach unseren Erfahrungen tritt eine solche Leistungsminderung nach dem Verlust von ein bis zwei Litern Körperwasser ein, das heißt: Schon das Fehlen von drei bis vier Gramm Kochsalz (soviel etwa enthält ein Liter Körperwasser) kann unsere Leistung reduzieren. Wir halten es daher für sinnvoll und günstig, bei ausgesprochenen Dauerbelastungen, wie sie zum Beispiel das Bergwandern, Tennisspielen, Radfahren oder der Langlauf mit sich bringen, den Kochsalzverlust durch eine kurzzeitige Erhöhung der Kochsalzzufuhr auszugleichen. Diesen Ausgleich

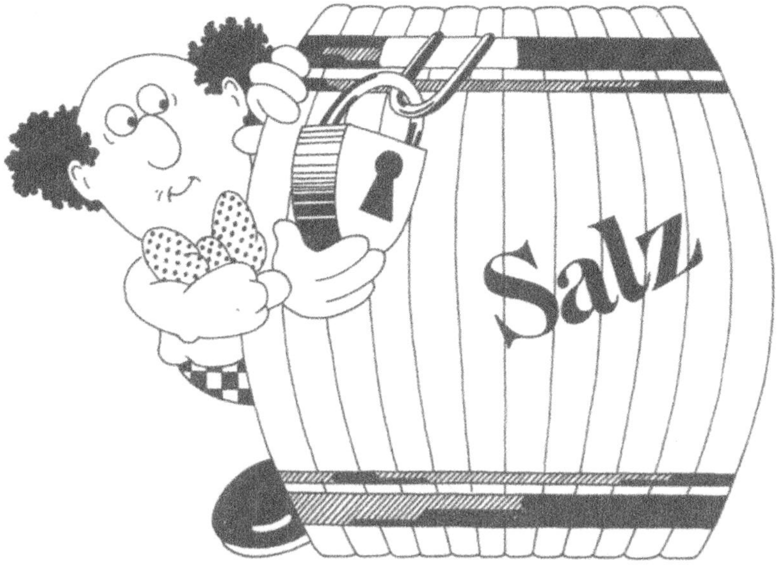

Tabelle B: ***Bei kochsalzarmer Diät untersagte Nahrungsmittel***

- Geräuchertes und gepökeltes Fleisch jeder Art, Schinken, Speck, Cornedbeef und andere Fleischkonserven, Wurst
- Alle geräucherten, gesalzenen und konservierten Fischprodukte
- Milchpulver
- Trockenei
- Gesalzene Käsesorten (Emmentaler, Camembert, französischer Weichkäse, Gorgonzola etc.)
- Margarinesorten mit einem Kochsalzanteil von mehr als 0,04 %, Schmalz, Mayonnaise, gesalzene Butter
- Cornflakes
- Alle gesalzenen Brotsorten und Brötchen
- Gemüsekonserven, die nicht als streng kochsalzarm gekennzeichnet sind
- Lakritzen
- Mineralwasser mit und ohne Kochsalz
- Kochsalz, Meersalz, Selleriesalz, Tomatenketchup, Gewürzmischungen, flüssige Speisewürze, Brühwürfel, Suppenpaste, Worcestershire-Sauce, Soja-Sauce u. ä.

besorgt man am besten mit Mineralwasser, weil dieses eine ausgewogene Mischung von Salzen enthält.
Bei kürzeren sportlichen Belastungen (etwa bis zu einer Stunde) kann man getrost auf den Ersatz des verlorenen Kochsalzes verzichten: Ein geringer Salzverlust ist sogar recht wünschenswert, weil er die unvermeidbaren Diätfehler auszugleichen hilft.

Kochsalz-Ersatzmittel

In letzter Zeit haben einige Firmen kochsalzfreie Salzersatzmittel auf den Markt gebracht, die eine Mischung von anderen Salzen vorwiegend auf Kalium- und Magnesiumsbasis enthalten. Dieser Kochsalzersatz kann völlig frei verwendet werden, zu hohe Mengen führen allerdings bei den meisten Gerichten zu unangenehmem Nebengeschmack.
Es darf hier erwähnt werden, daß dieser Kochsalzersatz eine jahrhundertealte Tradition hat, weil in den innerkontinentalen Hochländern, in denen Salz nie erhältlich war, schon immer Pflanzenasche (Pottasche) zum Würzen verwendet wurde.
Diese Kochsalzersatzmittel sind insofern interessant, weil es in jüngster Zeit einige Hinweise dafür gibt, daß eine erhöhte Kaliumzufuhr, wie sie u. a. auch durch Kochsalzersatzmittel bewirkt werden könnte, möglicherweise eine zusätzliche, günstige blutdrucksenkende Wirkung ausübt. Kaliumsalze wirken saluretisch. Jeder, der einmal einen Obsttag eingehalten hat, wird wissen, daß dadurch eine Harnflut ausgelöst wird.

Es gibt einige Kochsalzersatzmittel, die bereits während des Kochens den Speisen zugesetzt werden können, die meisten sollten allerdings erst unmittelbar vor dem Verzehr der Nahrungsmittel, am besten bei Tisch und sparsam verwendet werden.
Nach allgemeinen Erfahrungen sind diese Kochsalzersatzmittel in erster Linie für die Übergangszeit von der extrem hohen Kochsalzzufuhr auf eine Kochsalzreduktion geeignet.

Bei der Verarbeitung der erlaubten Nahrungsmittel sollten einige wichtige Hinweise beachtet werden:

* Die Grundnahrungsmittel sollen möglichst naturbelassen bleiben. Nur so entwickeln sie ihren Eigengeschmack, durch den man das Kochsalz weniger vermißt.
* Je frischer die Zutaten, um so bekömmlicher die Gerichte. Ideal für eine Diät ist ein Dampfkochtopf, der die Vitamine schonend erhält. Das gilt besonders für Gemüse, Kartoffeln und Suppen.
* Bei einem Restaurant-Besuch sollte man auf frisch zubereitete Speisen ohne Salz und Fertigsaucen ausweichen.
  Hier eignen sich besonders gebratene Fleischspeisen und frische Salate. So kann man auch außerhalb der eigenen Küche eine kochsalzarme Diät einhalten.
* Selbstgebackenes Brot und selbstgemachte Nudeln sind besonders schmackhaft. Da sie zu den Grundnahrungsmitteln dieser Diät gehö-

ren, lohnt sich der Zeitaufwand bei der Herstellung. Der köstliche Geschmack und die Gewißheit mit den besten Zutaten zur kochsalzarmen Diät einen wichtigen Beitrag geleistet zu haben, entschädigen für die aufwendige Zubereitung.

* Raucher brauchen etwas mehr Geduld bei der Umstellung auf kochsalzarme Diät, da ihre Geschmacksempfindung durch den Nikotinkonsum vermindert ist.
* Die Speisekarte dieses Buches enthält Gerichte, die üblicherweise mit Kochsalz zubereitet werden. Sie wurden neu entwickelt, verändert und reizvoll abgeschmeckt, um der kochsalzarmen Diät gerecht zu werden.

Zur Ergänzung der in diesem Buch aufgeführten Speisen eignen sich natürlich alle ohnehin salzlosen Gerichte. Vor allem Fruchtgerichte und Müslis mit Kornprodukten sind aus ernährungsphysiologischen Aspekten empfehlenswert.

Sie enthalten weder Harnsäure noch Cholesterin, dafür aber einen besonders hohen Anteil an Ballaststoffen und Vitaminen. Diese wertvollen Nahrungsmittel helfen, einen übermäßig hohen und schädlichen Fleischkonsum einzuschränken.

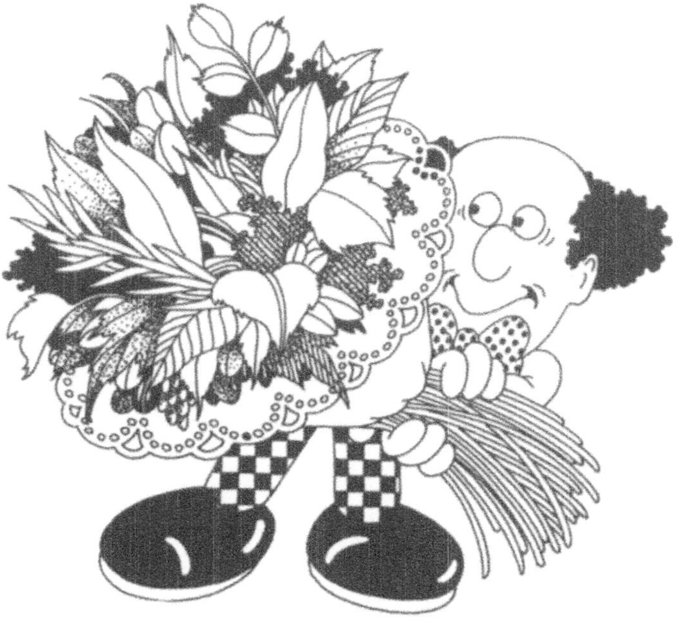

Die Rezepte der salzarmen Feinschmeckerküche

BROT UND BRÖTCHEN

Schrotbrötchen

Für 20 Brötchen

200 g Weizenmehl
200 g Roggenmehl
100 g Roggenschrot
40 g Hefe
10 g Zucker
$^1/_8$ l Milch
$^1/_4$ l Wasser
Mehl fürs Bestäuben
Fett fürs Backblech
zum Bestreuen Kümmel oder Sesam oder Mohn

Mehl und Schrot in eine Schüssel geben, in die Mitte eine Mulde drükken. Zerbröckelte Hefe und Zucker in die Mulde geben. Milch und $^1/_4$ l Wasser zusammen lauwarm werden lassen, zur Hefe gießen. Die Hefe mit etwas Mehl verrühren, dann von der Mitte her alles zusammenkneten. Weiterkneten, bis sich der Teig vom Schüsselrand löst und eine glatte, zusammenhängende Oberfläche hat. Teig mit etwas Mehl bestäuben, mit einem Tuch abdecken und warmgestellt 30 Minuten gehen lassen.
Den Teig auf einem mit Mehl bestäubten Backbrett gut durchkneten und in zwei gleiche Teile schneiden. Aus jedem Teigstück eine etwa 30 cm lange Rolle formen. Wieder zudecken und noch einmal 5 Minuten ruhen lassen. Dann jede Rolle in zehn gleiche Stücke teilen. Aus jedem Stück eine Kugel rollen. Die Kugeln auf ein gefettetes Backblech setzen, zudecken, 10 Minuten gehen lassen. Mit einem scharfen Messer in jede Kugel ein Kreuz ritzen. Mit Wasser bepinseln. Nach Geschmack mit Kümmel, Sesam oder Mohn bestreuen. Die Brötchen im vorgeheizten Backofen auf der mittleren

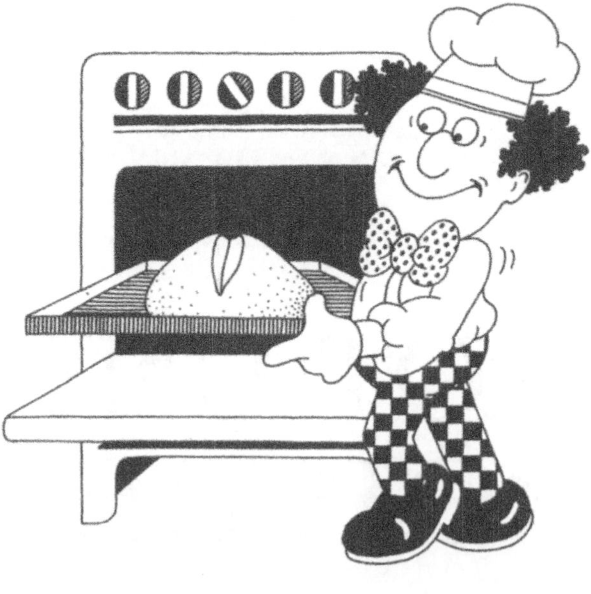

Einschubleiste bei 200 Grad (Gas: Stufe 3) 30 Minuten backen. Eine Tasse mit Wasser in den Backofen stellen, damit die Kruste nicht zu hart wird.

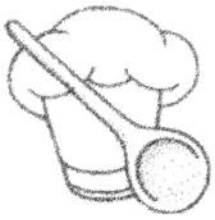

Pro Brötchen ca.:
3 g Eiweiß
1 g Fett
60 mg Kalium
3 mg Natrium
20 g Kohlenhydrate
= 439 Joule (105 Kalorien)

Roggenschrotbrot

Für ein 2-Pfund-Brot

750 g Roggenvollkornschrot Type 1800
250 g Weizenmehl
50 g Hefe
1 TL Zucker
$^{1}/_{8}$ l Wasser
100 ccm Zitronensaft
60 g Sirup
200 g Roggenvollkorn (ganze Körner)
Mehl fürs Bestäuben und für das Backblech

500 g Roggenschrot und 300 ccm Wasser in einer Schüssel verrühren und etwa 12 Stunden (am besten über Nacht) zugedeckt quellen lassen. Das restliche Schrot und das Weizenmehl in eine Schüssel geben. In die Mitte eine Mulde drücken. Die Hefe in die Mulde bröckeln. Zucker und $^{1}/_{8}$ l lauwarmes Wasser zur Hefe geben, mit etwas Mehl verrühren. Vorteig etwa 15 Minuten gehen lassen. Danach das gequollene Schrot und die restlichen Zutaten auf die Hefe geben. Alles mit nassen Händen gut verkneten. Den Teig mit etwas Mehl bestäuben, mit einem Tuch abdecken, warm stellen und etwa 40 Minuten gehen lassen. Ein Backbrett mit etwas Mehl bestäuben, dann mit bemehlten Händen den Teig gut durchkneten und einen längeren ovalen Brotlaib daraus formen. Laib auf ein bemehltes Backblech setzen, mit Wasser bestreichen und mit den Roggenkörnern bestreuen. Zudecken und noch einmal 70 Minuten gehen lassen. Dann auf der mittleren Einschubleiste im vorgeheizten Backofen bei 200 Grad (Gas: Stufe 3) 70 Minuten backen. 1 Tasse mit Wasser in den Ofen stellen, damit die Kruste nicht zu hart wird.

Nicht gleich stürzen!
Brote, die in einer Form gebacken werden, müssen, nachdem sie aus dem Backofen kommen, immer noch ungefähr fünf Minuten in der Form bleiben. In dieser Zeit setzt sich der Teig ein wenig, das Brot „schrumpft". Es löst sich also selber aus der Form; und läßt sich deshalb besser stürzen. Wird diese 5-Minuten-Frist nicht eingehalten, klebt das Brot leicht an der Form fest.

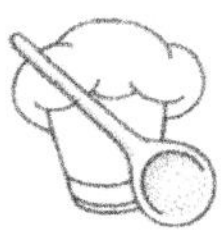

Insgesamt ca.:
140 g Eiweiß
17 g Fett
4612mg Kalium
24 mg Natrium
924 g Kohlenhydrate
= 19443 Joule (4645 Kalorien)

Kümmelbrot

Für ein $1^{1}/_{2}$-Pfund-Brot

400 g Roggenmehl
100 g Roggenschrot
250 g Weizenmehl
50 g Hefe
10 g Zucker
$^{1}/_{2}$ l Wasser
ca. 1 EL Kümmel und Kümmel zum Bestreuen
Mehl für das Backblech

Mehl und das Schrot in eine Schüssel geben, in die Mitte eine Mulde drükken, zerbröckelte Hefe und Zucker hineingeben. $^{1}/_{2}$ l lauwarmes Wasser mit der Hefe verrühren, alles zu einem Teig verarbeiten. Gut durchkneten, abdecken und in etwa 30 Minuten auf die doppelte Größe gehen lassen. Den Teig noch einmal gut durchkneten. Dabei den Kümmel in den Teig einkneten. Eine Kugel formen, auf ein bemehltes Backblech legen, abdecken und noch einmal 8—10 Minuten gehen lassen. Achtung: Den Teig nicht „übergehen" lassen, sonst läuft das Brot beim Backen auseinander und wird ganz flach! Die Teigkugel mit etwas Wasser bestreichen und mit Kümmel bestreuen. Dann auf die mittlere Einschubleiste im vorgeheizten Backofen (200 Grad, Gas: Stufe 3) schieben. Die Temperatur auf 175 (Gas: Stufe 1—2) zurückschalten. Das Brot etwa 60 Minuten backen. 1 Tasse Wasser mit in den Backofen stellen, damit die Kruste nicht zu hart wird. Herausnehmen und auf einem Kuchengitter abkühlen lassen.

1. Abwandlung: Pfefferbrot

An Stelle des Kümmels 3 EL grob gehackter grüner Pfeffer (Dose). Oder 1 EL grob geschroteter schwarzer Pfeffer.

2. Abwandlung: Zwiebelbrot

200 g Zwiebeln schälen, fein würfeln, in 30 g Butter anrösten. Mit dem Fett zum Teig geben und mit einkneten.

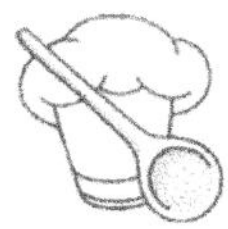

Insgesamt ca.:
76 g Eiweiß
8 g Fett
1412 mg Kalium
11 mg Natrium
590 g Kohlenhydrate
= 12126 Joule (2897 Kalorien)

Buttermilchzopf

Für ein 2-Pfund-Brot

1 kg Weizenmehl Type 405
70 g Hefe
125 g Zucker
350 ccm Buttermilch (lauwarm)
250 g Butter
Schale von 1 Zitrone (unbehandelt)
4 EL Rum
1 Eigelb
1 EL Milch
1 Pk. Vanillezucker

Das Mehl in eine Schüssel geben, in die Mitte eine Mulde drücken. Die Hefe hineinbröckeln, mit Zucker bestreuen. Lauwarme Buttermilch dazugießen,

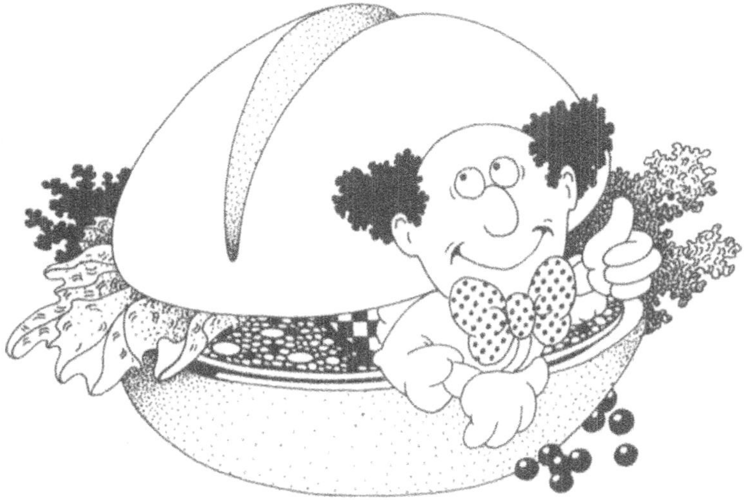

mit Hefe, Zucker und der Hälfte des Mehls verrühren. Dann 200 g bei milder Hitze aufgelöste Butter zusammen mit der abgeriebenen Zitronenschale und dem Rum zugeben. Den Teig so lange kneten, bis er sich vom Schüsselrand löst, mit Mehl bestäuben, abdekken und warm stellen, etwa 30 Minuten gehen lassen. Den Teig mit bemehlten Händen auf der bemehlten Arbeitsfläche in drei gleichgroße Stücke teilen, etwas ruhen lassen. Dann zu 40 cm langen Rollen formen, daraus einen Zopf flechten. Den Zopf auf ein gefettetes Backblech legen. Das Eigelb mit der Milch verrühren, den Zopf damit bestreichen und noch einmal 10 Minuten gehen lassen. Dann im vorgeheizten Ofen auf der mittleren Einschubleiste bei 175 Grad (Gas: Stufe 2) 45 Minuten backen. Dann sofort aus dem Ofen nehmen und mit der restlichen Butter bestreichen und mit dem Vanillezucker bestreuen.

Buttermilchzopf in Scheiben schneiden und mit Butter und Honig oder Marmelade bestreichen.

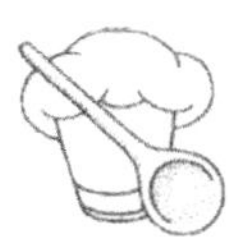

Insgesamt ca.:
136 g Eiweiß
226 g Fett
1665 mg Kalium
243 mg Natrium
895 g Kohlenhydrate
= 27756 Joule (6631 Kalorien)

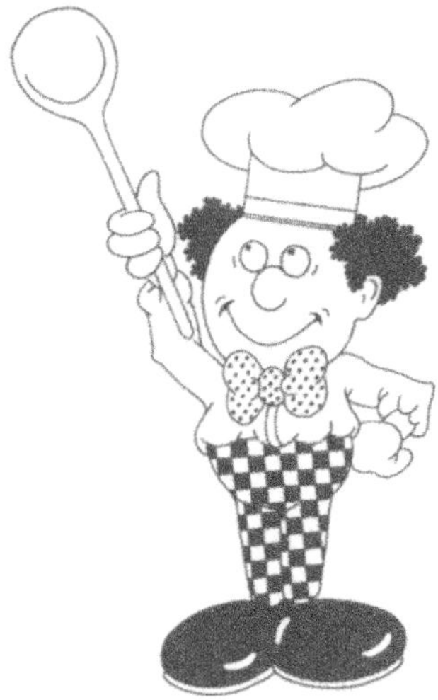

Kräuterbrot

Für ein 1-Pfund-Brot

200 g Weizenmehl
200 g Roggenmehl
100 g Roggenschrot
40 g Hefe
10 g Zucker
$^1/_8$ l Milch
$^1/_4$ l Wasser
Mehl fürs Bestäuben
je 1 Bund Schnittlauch und Petersilie
1 Zweig frischer Majoran
(ersatzweise 1 Teelöffel getrockneter)
1 mittelgroße Zwiebel
1 TL Korianderkörner
1 TL Anissamen
50 g Butter
Fett für die Form

Mehl und Schrot in eine große Schüssel geben, in die Mitte eine Vertiefung drücken. In die Mulde die zerbröckelte Hefe und den Zucker geben. Milch und $^1/_4$ l Wasser in einem Topf lauwarm werden lassen, zur Hefe gießen und verrühren. Alles verkneten, bis sich der Teig vom Schüsselrand löst und eine glatte, zusammenhängende Oberfläche hat. Teig mit etwas Mehl bestäuben, mit einem Tuch abdecken und warm gestellt 30 Minuten gehen lassen, bis er sich auf etwa die doppelte Menge vergrößert hat. Gewaschene Kräuter fein hacken. Zwiebel sehr fein würfeln. Dann mit den übrigen Gewürzen mischen, die weiche Butter zugeben, alles gut verkneten. Kräuterbutter unter den Teig arbeiten, dann eine Rolle formen.

Eine Kastenform (30 x 13 cm) gut ausfetten, die Teigrolle hineinlegen, mit einem scharfen Messer auf der Oberseite der Länge nach in der Mitte eine Kerbe einritzen. Teigrolle zugedeckt an einem warmen Platz noch einmal 15—20 Minuten gehen lassen. Danach den Teig mit etwas Wasser bepinseln. Die Form in den vorgeheizten Backofen auf die mittlere Einschubleiste stellen. Das Brot bei 200 Grad (Gas: Stufe 3) 60 Minuten backen. Eine Tasse Wasser mit in den Ofen stellen. Das Brot 5 Minuten ruhen lassen, bevor es aus der Form genommen wird.

Kräuterbrot schmeckt sehr gut als einfaches Butterbrot, paßt aber auch als Beilage zu einer Suppe.

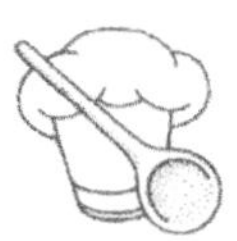

Insgesamt ca.:
59 g Eiweiß
60 g Fett
1300 mg Kalium
76 mg Natrium
402 g Kohlenhydrate
= 10494 Joule (2507 Kalorien)

FRÜHSTÜCKS-VARIATIONEN

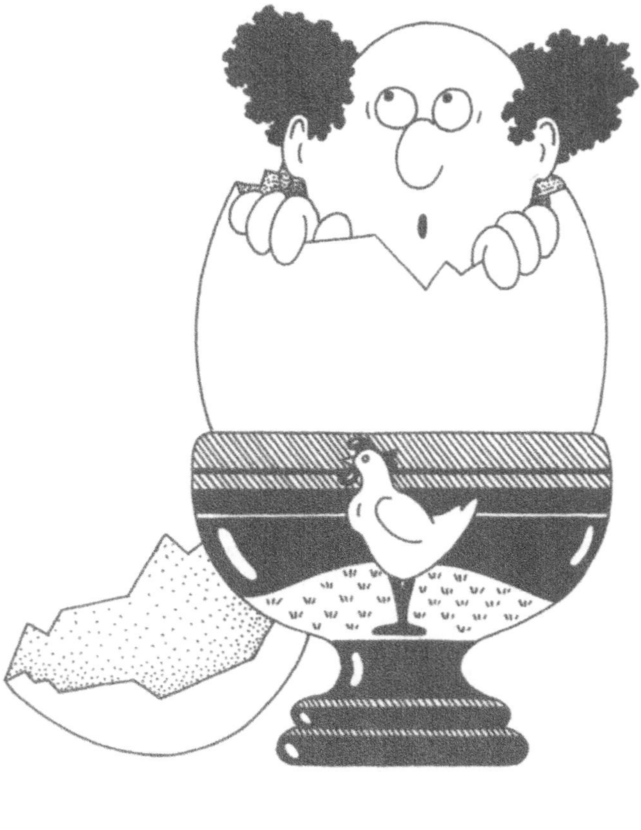

Beefsteak Tatar

Für 4 Portionen

1 Pfd. mageres Rindfleisch
(oder 1 Pfd. Beefsteakhack)
$1^{1}/_{2}$ Zwiebeln
$^{1}/_{2}$ Bd. Radieschen
$^{1}/_{2}$ rote, $^{1}/_{2}$ grüne Paprika
feingehackt
Dill, Petersilie, Schnittlauch
feingehackt
Pfeffer
Paprika edelsüß
Parika scharf
2—3 Eigelb

Das Fleisch durch die feine Scheibe des Fleischwolfes drehen oder im Mixer zerkleinern. Auf einer Platte anrichten. Zwiebeln fein hacken. Radieschen putzen, waschen und ebenfalls fein hakken. Paprika putzen, waschen und in Würfel schneiden. Alle Zutaten rund um das Hack herum anrichten. Für das Eigelb Vertiefung in das Hack drücken. Jeder mischt sich seine Portion Tatar nach eigenem Geschmack.

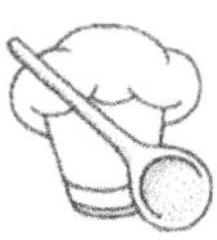

Pro Portion ca.:
30 g Eiweiß
9 g Fett
627 mg Kalium
64 mg Natrium
4 g Kohlenhydrate
= 987 Joule (236 Kalorien)

Sahnequark mit Beilagen

Für 6 Portionen

750 g Magerquark,
$^{1}/_{4}$ l Schlagsahne,
außerdem wahlweise Kümmel
125 g Zwiebeln
1 grüne Paprikaschote (125 g)
$^{1}/_{4}$ Salatgurke (125 g)
2 Bd. Schnittlauch
1 Bd. Radieschen
50 g Walnußkerne
50 g Haselnußkerne
50 g Pinienkerne
50 g Rosinen
1 Glas Honig
(250 g, flüssig)
1 Glas Orangenmarmelade
1 Glas Kirschkonfitüre

Quark in einem Tuch auspressen, die Sahne steif schlagen und daruntermischen. Gemüse fein würfeln, Schnittlauch in Röllchen schneiden, Radieschen in Stifte. Alle Zutaten in kleine Schüsseln füllen und zum Quark servieren. Jeder mischt sich am Tisch den Quark nach Geschmack.

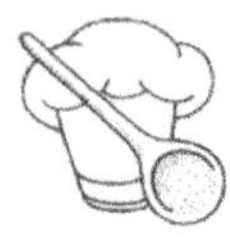

Pro Portion ca.:
25 g Eiweiß
28 g Fett
516 mg Kalium
86 mg Natrium
51 g Kohlenhydrate
= 2400 Joule (573 Kalorien)

Luckeleskäs

Für 6 Portionen

650 g Quark (20 %)
50 g Butter (zimmerwarm)
etwa 100 ccm saure Sahne
Kümmel
2 EL Schnittlauchröllchen

Quark in einem Tuch auspressen, durch ein Sieb passieren, mit schaumig gerührter Butter, Sahne und Kümmel gut durchrühren, Schnittlauch untermischen.

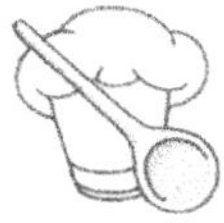

Pro Portion ca.:
14 g Eiweiß
16 g Fett
117 mg Kalium
45 mg Natrium
4 g Kohlenhydrate
= 935 Joule (223 Kalorien)

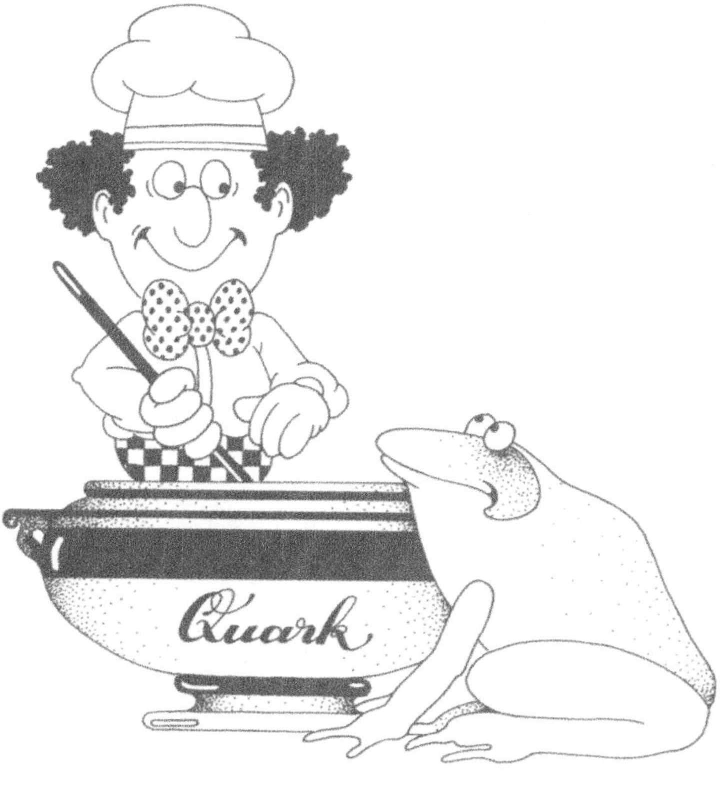

Trockenobst-Müsli mit Joghurt-Sahne

Für 1 Portion

3 Kurpflaumen
3 Trockenaprikosen
2 EL Haferflocken
1 EL Hirseflocken
1 TL Leinsamenschrot
1 TL Mohn (frisch gemahlen)
6 halbe Walnußkerne
1 EL Vollmilchjoghurt
1 TL Honig
1 EL zerkleinerte Banane
¼ Apfel
1 EL Zitronensaft

Pflaumen und Aprikosen vierteln und über Nacht in wenig Wasser einweichen. Am nächsten Morgen das Getreide, Mohn und Nüsse untermischen, Joghurt, Honig, geriebene Banane, geraspelten Apfel und Zitronensaft mischen und darübergeben.

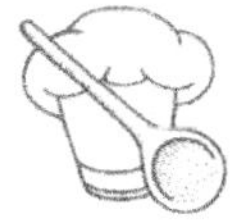

Insgesamt ca.:
7 g Eiweiß
12 g Fett
875 mg Kalium
15 mg Natrium
77 g Kohlenhydrate
= 1929 Joule (461 Kalorien)

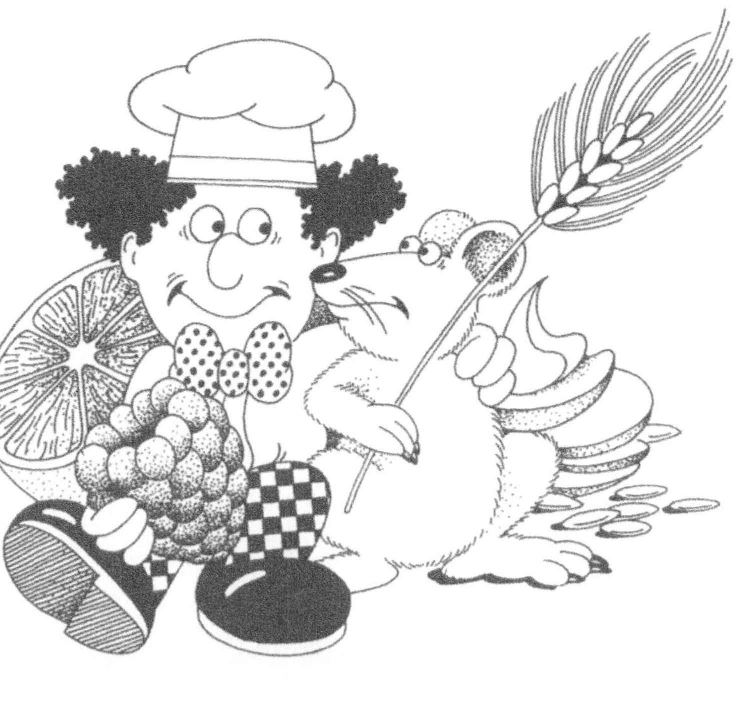

Haferflocken-Müsli mit Himbeeren

Für 1 Portion

3 EL kernige Haferflocken
50 g Himbeeren
1 EL Zitronensaft
1 EL Vanillezucker
50 ccm Schlagsahne oder Crème fraîche
1 EL Kürbiskerne

Haferflocken, Himbeeren, Zitronensaft und Vanillezucker mischen. Mit der halb aufgeschlagenen Schlagsahne oder Crème fraîche übergießen. Mit den Kürbiskernen bestreuen.

Insgesamt ca.:
6 g Eiweiß
26 g Fett
241 mg Kalium
19 mg Natrium
43 g Kohlenhydrate
= 1896 Joule (453 Kalorien)

Nuß-Müsli mit Kefir-Sauce

Für 4 Portionen

50 g Haferflocken
50 g Weizenflocken
25 g Mandeln, gehobelt
25 g Pistazien, gehobelt
15 g Sesamkörner, geröstet
50 g Weinbeeren

Sauce

Für 1 Portion

50 g Kefir
50 g Schlagsahne
1 TL Zucker
1/2 Apfel
1/2 Orange

Alle Zutaten für das Müsli mischen und in einem gut schließenden Behälter aufbewahren. Zum Frühstück jeweils 2—3 Eßlöffel in einen Teller geben. Kefir, Sahne, Zucker, geraspelten Apfel und filierte Orangen zugeben und verrühren.

Pro Portion ca.:
11 g Eiweiß
27 g Fett
551 mg Kalium
27 mg Natrium
55 g Kohlenhydrate
= 2172 Joule (519 Kalorien)

Kressebutter

Für 3 Portionen

125 g Butter
1 Kästchen Kresse
Pfeffer a. d. Mühle
1 TL Zitronensaft

Butter schaumig rühren. Mit der Kresse (etwas zum Garnieren zurücklassen), dem frischgemahlenen Pfeffer und dem Zitronensaft herzhaft würzen. Kühl stellen. Vor dem Servieren mit Kresse garnieren.

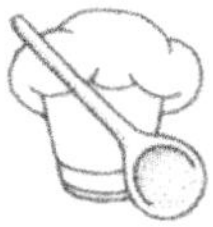

Pro Portion ca.:
0 g Eiweiß
35 g Fett
36 mg Kalium
2 mg Natrium
1 g Kohlenhydrate
= 1362 Joule (325 Kalorien)

Zitronenbutter

Für 3 Portionen

125 g Butter
abgeriebene Zitronenschale (unbehandelt)
3 Blättchen frischer Salbei (ersatzweise getrocknet)
Zitronenscheibe zum Garnieren

Butter schaumig rühren, mit abgeriebener Zitronenschale, frischem gehacktem Salbei (oder getrocknet gerebeltem) würzen. Kühl stellen. Vor dem

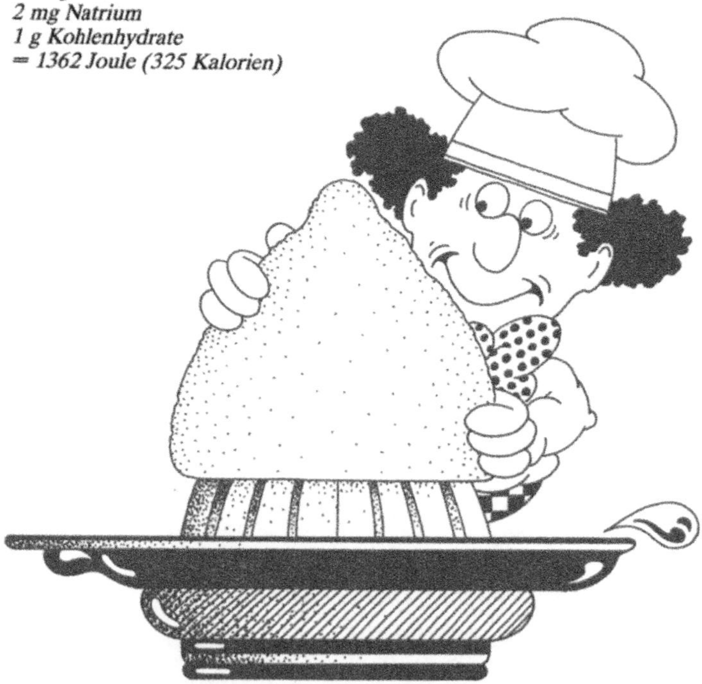

Servieren mit Zitronenscheibe und Salbeiblättchen garnieren.

Pro Portion ca.:
0 g Eiweiß
35 g Fett
7 mg Kalium
3 mg Natrium
0 g Kohlenhydrate
= 1353 Joule (323 Kalorien)

Tomatenbutter

Für 3 Portionen

125 g Butter
125 g Tomaten
Pfeffer a. d. Mühle

Butter schaumig rühren, Tomaten einritzen, brühen, kalt abschrecken, häuten, halbieren, Kerne herausdrücken, das Fruchtfleisch pürieren, zur Butter geben, mit frisch gemahlenem Pfeffer würzen, kühl stellen, vor dem Servieren mit zurückgelassener Tomate garnieren.

Pro Portion ca.:
1 g Eiweiß
35 g Fett
127 mg Kalium
4 mg Natrium
2 g Kohlenhydrate
= 1386 Joule (331 Kalorien)

Radieschenbutter

Für 3 Portionen

125 g Butter
$^1/_2$ Bd. Radieschen
1 Bd. Schnittlauch
Pfeffer a. d. Mühle
etwas Zitronensaft

Butter schaumig rühren, Radieschen und Schnittlauch fein hacken (einige Radieschen zum Garnieren zurückbehalten), zur Butter geben, mit Pfeffer und Zitronensaft abschmecken. Kühl stellen. Vor dem Servieren mit Radieschenscheiben garnieren.

Pro Portion ca.:
0 g Eiweiß
35 g Fett
49 mg Kalium
5 mg Natrium
1 g Kohlenhydrate
= 1362 Joule (327 Kalorien)

Melonenspalten mit Zitronen-Honig-Sauce

Für 6 Portionen

2 Honig- oder Ogenmelonen
3 Becher Sahnejoghurt (150 g)
2 TL abgeriebene Zitronenschale (unbehandelt)
2 EL Honig
$^1/_8$ l Schlagsahne

Die gut gekühlten Melonen in Spalten schneiden und die Kerne ausschaben. Joghurt, Zitronenschale und Honig verrühren. Die Sahne steif schlagen und unterheben. Die Melonenspalten auf einer Platte anrichten, mit der Sauce übergießen. Eventuell mit abgeriebener Zitronenschale bestreuen.

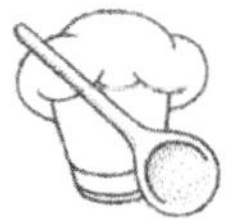

Pro Portion ca.:
9 g Eiweiß
16 g Fett
144 mg Kalium
43 mg Natrium
24 g Kohlenhydrate
= 1119 Joule (267 Kalorien)

SUPPEN

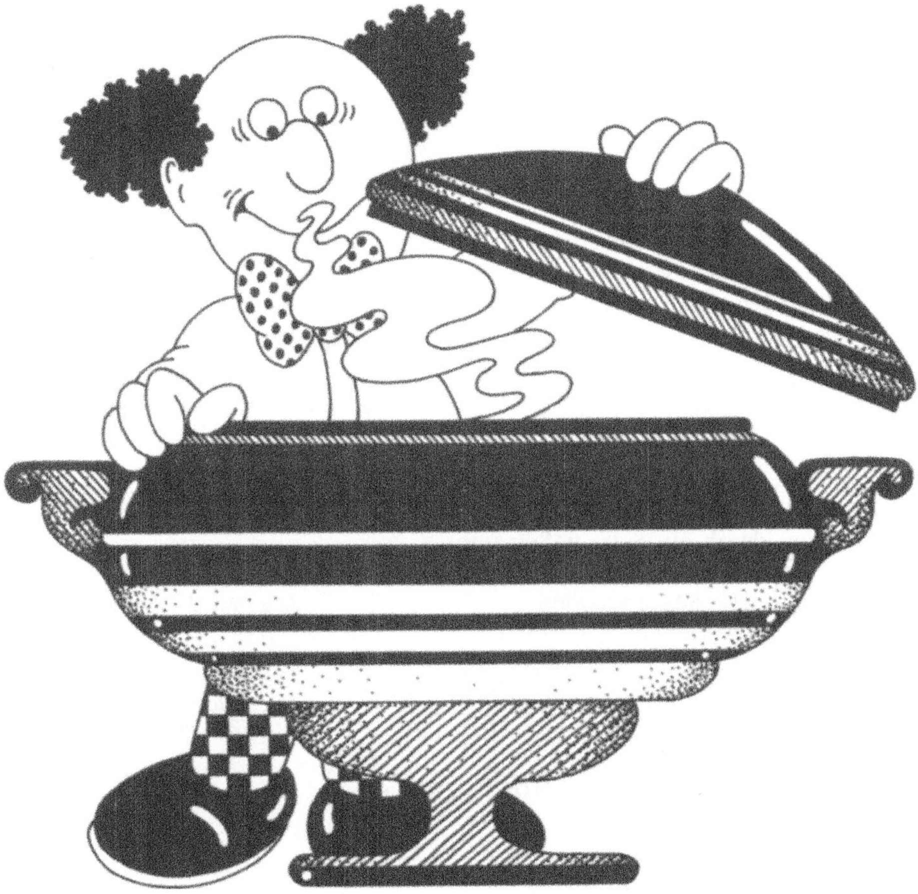

Rindfleischbrühe

Ergibt ca. 2 Liter

500 g Ochsenbein
500 g Roastbeefknochen
1 Markknochen
1 Bd. Suppengrün
1 Gemüsezwiebel
1 Fleischtomate
2 Lorbeerblätter
2 EL Pfefferkörner
2 Knoblauchzehen

Ochsenbein, Roastbeefknochen und Markknochen in einem Topf anrösten. Suppengrün und Zwiebel putzen, grob würfeln und zusammen mit der Tomate, Lorbeer, Pfeffer und den geschälten Knoblauchzehen zum Fleisch geben. Mit 3 l Wasser auffüllen und zum Kochen bringen. Die Brühe sorgfältig abschäumen und offen 6—8 Stunden bei milder Hitze kochen lassen. Dann durch ein Sieb gießen und einige Stunden kalt stellen. Die Brühe entfetten und weiterverwenden.
Bei der Zubereitung von Kalbsbrühe oder Hühnerbrühe ersetzt man die Rinderknochen durch Kalbsknochen bzw. durch Hühnerklein und verfährt auf gleiche Weise.
Brühen lassen sich sehr gut einfrieren.

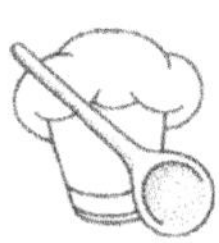

Insgesamt ca.:
8 g Eiweiß
8 g Fett
730 mg Kalium
70 mg Natrium
8 g Kohlenhydrate
= 502 Joule (120 Kalorien)

Frische Erbsensuppe mit Kresse

Für 4 Portionen

2 Zwiebeln
30 g Butter
2 Pak. Tiefkühlerbsen, à 300 g
$^1/_2$ l Rinderbrühe
200 g Crème fraîche
2 EL Weißwein
Pfeffer a. d. Mühle
1 Kästchen Kresse

Zwiebeln pellen, fein würfeln und in der Butter glasig dünsten. 1 Pak. Erbsen zugeben, kurz andünsten, dann mit Brühe auffüllen und zugedeckt 10 Min. kochen lassen. Crème fraîche, Weißwein und Pfeffer zugeben und das Ganze pürieren. Die restlichen Erbsen in der Suppe kurz heiß werden lassen, die Kresse darüberstreuen und servieren.

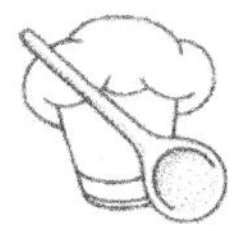

Pro Portion ca.:
12 g Eiweiß
27 g Fett
530 mg Kalium
30 mg Natrium
22 g Kohlenhydrate
= 1662 Joule (397 Kalorien)

Tomatencremesuppe

Für 4 Portionen

1 Bd. Suppengrün
250 g Zwiebeln
2 Lorbeerblätter
1 Bd. Thymian
1 EL Pfefferkörner
1 Bd. glatte Petersilie
1,5 kg reife Tomaten
(ersatzweise aus der Dose)
$^1/_4$ l Kalbsbrühe
1—2 EL Zitronensaft
1—2 EL Zucker
Pfeffer a. d. Mühle
2 EL Gin
2 Bd. Basilikum

Suppengrün und Zwiebeln putzen, grob würfeln und zusammen mit Lorbeer, Thymian, Pfeffer und der grob gehackten Petersilie in einem Topf anrösten. Tomaten vierteln und dazugeben. Mit der Brühe auffüllen und zugedeckt 30 Minuten kochen lassen. Die Suppe durch ein Sieb passieren, nochmals aufkochen lassen und mit Zitronensaft, Pfeffer und Gin würzen. Das Basilikum in feine Streifen schneiden und vor dem Servieren über die Suppe streuen.

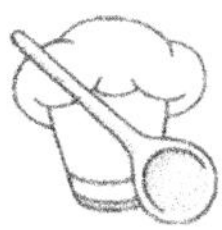

Pro Portion ca.:
5 g Eiweiß
2 g Fett
1299 mg Kalium
42 mg Natrium
42 g Kohlenhydrate
= 741 Joule (177 Kalorien)

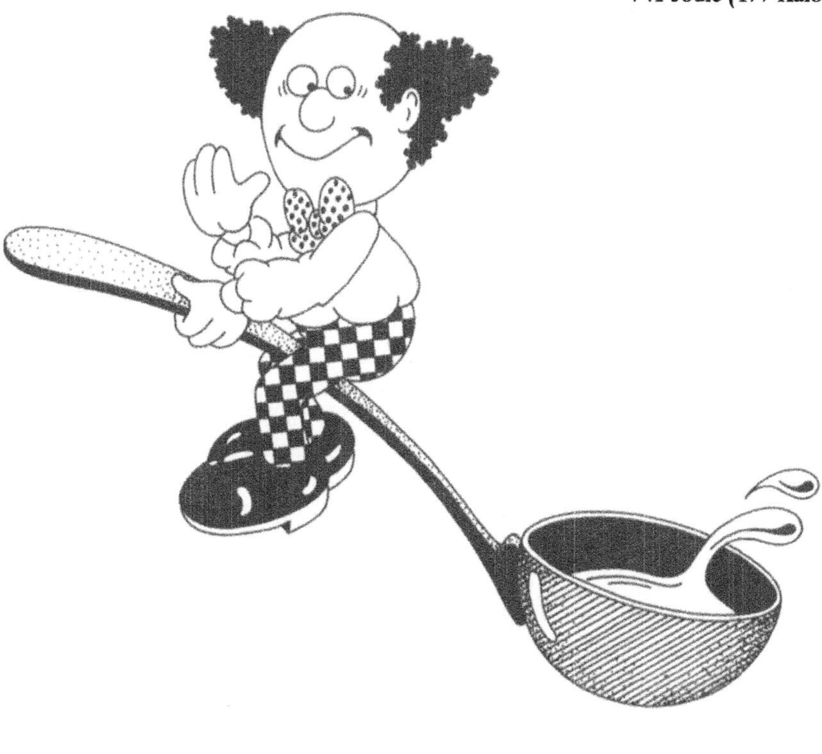

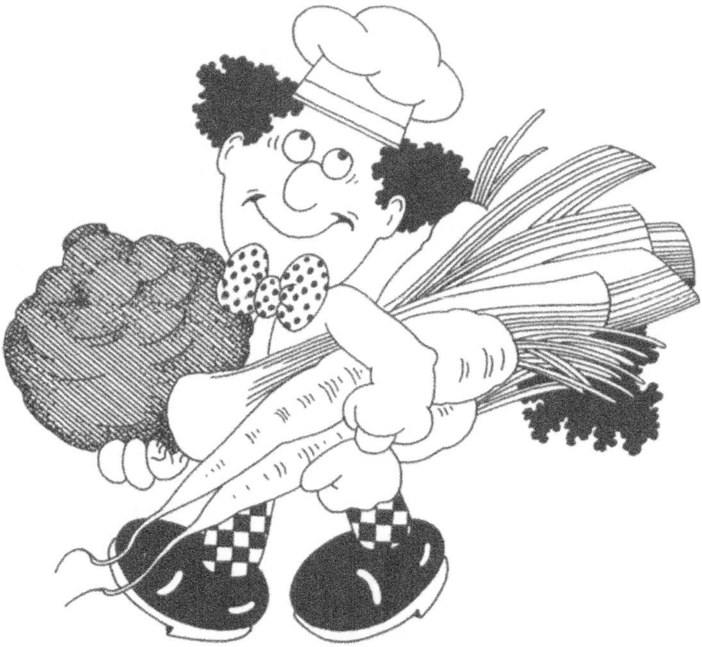

Kartoffel-Knoblauch-Suppe

Für 4 Portionen

125 g Zwiebeln
4—6 Knoblauchzehen
250 g Kartoffeln
30 g Butter
$^1/_2$ l Kalbsbrühe
Pfeffer a. d. Mühle
1 Bd. Thymian
$^1/_8$ l Sahne
2 Eigelb
1 Bd. Schnittlauch

Zwiebeln und Knoblauch pellen und in feine Würfel schneiden. Kartoffeln schälen, waschen und in dünne Scheiben schneiden. Die Butter in einem Topf schmelzen lassen, erst die Zwiebeln und den Knoblauch darin glasig dünsten, dann die Kartoffeln zugeben und mit der Brühe auffüllen. Mit Pfeffer und Thymian würzen und die Suppe zugedeckt 15—20 Minuten leise kochen lassen. Die Sahne mit Eigelb verrühren, die Suppe damit legieren, aber nicht mehr kochen lassen. Vor dem Servieren mit dem gehackten Schnittlauch bestreuen.

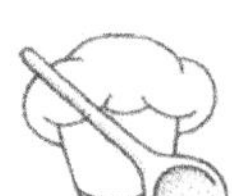

Pro Portion ca.:
4 g Eiweiß
20 g Fett
367 mg Kalium
24 mg Natrium
14 g Kohlenhydrate
= 1116 Joule (267 Kalorien)

Zucchinisuppe mit Basilikum

Für 4 Portionen

750 g Zucchini
2 Zwiebeln
30 g Butter
$^{3}/_{4}$ l Hühnerbrühe
1 EL Parmesan
Pfeffer a. d. Mühle
2 Bd. Basilikum

Zucchini putzen, waschen und in Würfel schneiden. Zwiebeln pellen, fein würfeln und in der Butter glasig dünsten. Zucchini zugeben und mit der Brühe auffüllen. Die Suppe zugedeckt 20 Minuten kochen lassen, pürieren und mit Parmesan und Pfeffer würzen. Zum Schluß das gehackte Basilikum darüberstreuen.

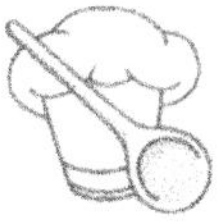

Pro Portion ca.:
4 g Eiweiß
9 g Fett
330 mg Kalium
56 mg Natrium
12 g Kohlenhydrate
= 627 Joule (150 Kalorien)

Lothringer Bohnensuppe

Für 4 Portionen

500 g Brechbohnen
250 g Kartoffeln
2 Zwiebeln
30 g Butter
$^{3}/_{4}$ l Kalbsbrühe
1—2 TL Kümmel
Pfeffer a. d. Mühle
1 Becher saure Sahne (150 g)
2 EL Mehl
1 Bd. glatte Petersilie

Die Bohnen putzen, waschen und schnippeln. Kartoffeln schälen, waschen und in 1 cm große Würfel schneiden. Zwiebeln pellen und fein würfeln. Die Butter in einem Topf schmelzen lassen, erst die Zwiebeln mit den Kartoffeln darin andünsten, dann die Bohnen zugeben und mit Kalbsbrühe auffüllen. Mit Kümmel und Pfeffer würzen und das Ganze zugedeckt 20—25 Minuten kochen lassen. Saure Sahne mit Mehl verquirlen und in die Suppe rühren. Nochmals aufkochen lassen und vor dem Servieren mit der gehackten Petersilie bestreuen.

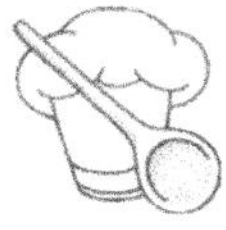

Pro Portion ca.:
6 g Eiweiß
14 g Fett
626 mg Kalium
22 mg Natrium
24 g Kohlenhydrate
= 1050 Joule (251 Kalorien)

Weinsuppe mit Champignons

Für 4 Portionen

500 g Champignons
2 Zwiebeln
30 g Butter
1/2 l Rinderbrühe
1/4 l Weißwein
4 Eigelb
1/4 l Sahne
1–2 TL Zucker
Pfeffer a. d. Mühle
1 Handvoll Kerbel

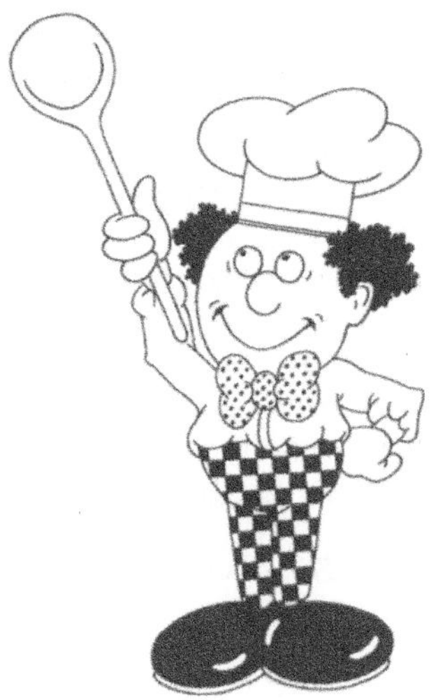

Champignons waschen, putzen und vierteln. Zwiebeln pellen, fein würfeln und in der Butter glasig dünsten. Champignons zugeben und so lange schmoren, bis alle Flüssigkeit verdampft ist. Dann mit Brühe und Weißwein auffüllen und 10 Minuten kochen lassen. Eigelb mit Sahne verquirlen und die Suppe damit legieren. Zum Schluß mit Zucker und Pfeffer kräftig würzen und mit dem gehackten Kerbel bestreuen.

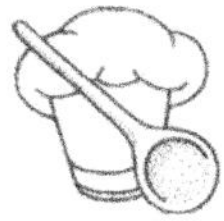

Pro Portion ca.:
9 g Eiweiß
33 g Fett
756 mg Kalium
50 mg Natrium
11 g Kohlenhydrate
= 1815 Joule (434 Kalorien)

SAUCEN

Dillsauce zu Fisch und Rindfleisch

Für 4—6 Portionen

50 g Zwiebeln
2 gr. Bd. Dill
40 g Butter
40 g Mehl
$^1/_8$ l ungesalzene Hühnerbrühe
1 EL Zitronensaft
$^1/_4$ l Schlagsahne

Die Zwiebeln pellen und sehr fein würfeln. Den Dill fein hacken. Die Butter in einem Topf schmelzen. Die Zwiebelwürfel darin leicht bräunen. Das Mehl einrühren. Mit Brühe, Zitronensaft und Sahne auffüllen. Mit dem Schneebesen gut durchrühren und 2—3 Minuten unter Rühren durchkochen lassen. Den gehackten Dill unterrühren. Nicht mehr kochen lassen.
Der Dill kann durch Schnittlauch oder Petersilie ausgetauscht werden.

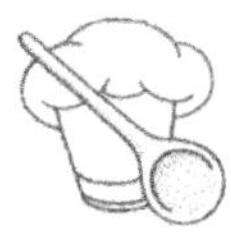

Bei 6 Portionen pro Portion:
2 g Eiweiß
19 g Fett
72 mg Kalium
15 mg Natrium
8 g Kohlenhydrate
= 897 Joule (215 Kalorien)

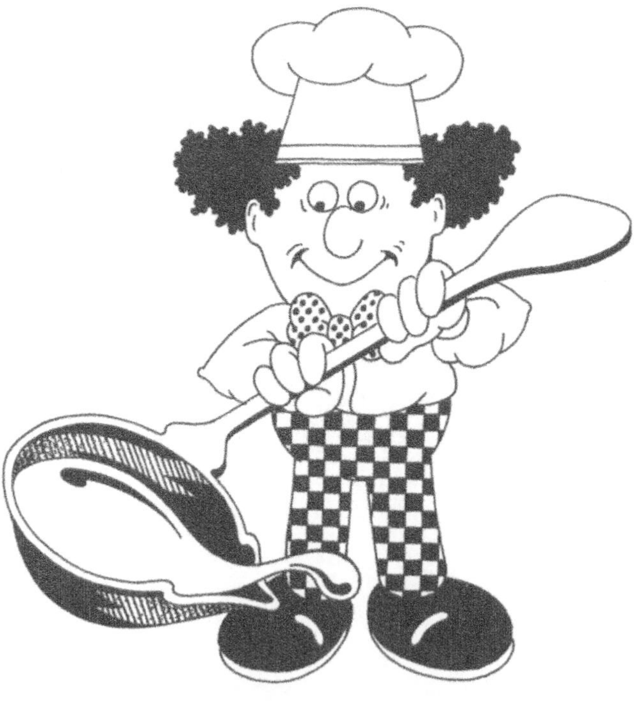

Fischfond

Für 2 Liter Fond

1 kg Fischgräten, Fischköpfe, Fischhaut (Parüren)
2 Zwiebeln
1 Stange Porree (nur das Weiße)
1 Stange vom Staudensellerie
2 Petersilienwurzeln
30 g Butter oder Margarine
1 TL schwarze Pfefferkörner
1 Lorbeerblatt
1 Zweig Thymian
$^1/_2$ l trockener Weißwein
3 l Wasser

Die Fischabfälle unter kaltem Wasser gut abspülen, danach gut abtropfen lassen. Aus den Fischköpfen die Kiemen herausschneiden (denn sie machen den Fond bitter, wenn sie nicht ganz frisch sind!). Die Gemüse putzen, waschen und grob zerteilen. Das Fett in einem großen Topf zerlassen, Fischabfälle und die Gemüse sowie die Gewürze dazugeben, alles kurz andünsten, aber nicht bräunen. Dann den Weißwein dazugießen. Alles im offenen Topf so lange kochen, bis der Wein fast verdampft ist, danach 3 Liter kaltes Wasser dazugießen und alles wieder zum Kochen bringen. Fischsud 20—25 Minuten offen sieden lassen, zwischendurch immer wieder abschäumen. Dann durch ein Sieb gießen. Entweder sofort verwenden oder rasch abkühlen lassen und in Portionen von $^1/_4$ oder $^1/_2$ Liter einfrieren. Fischfond eignet sich zum Pochieren (Garziehen) von Fisch, für die Zubereitung von Fischsuppen oder Fischsaucen.
Eine kleine Portion davon gibt auch Fisch, den man im eigenen Saft dünsten will, zusätzliche Würze.

Anmerkung: Einen Fischfond können Sie mehrmals verwenden. Sie gießen ihn nach Gebrauch durch ein Sieb ab, frieren ihn ein und erhitzen ihn bei Bedarf wieder, nachdem Sie ein frisches Kräutersträußchen dazugegeben haben. Er wird jedesmal kräftiger und würziger.

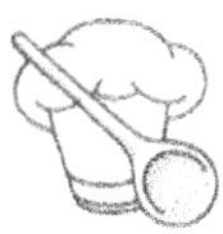

Nährwerte in Spuren vorhanden

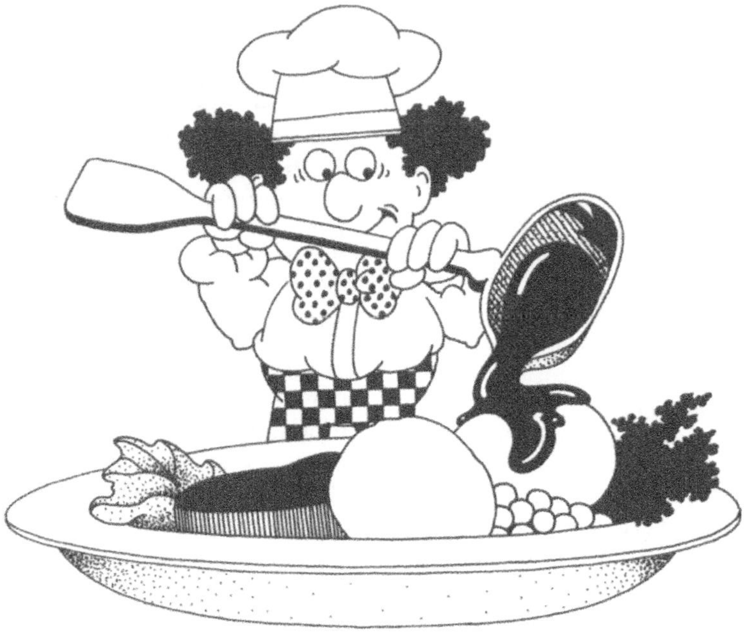

Geflügelfond

Für 1 Liter Fond

1 kg Geflügelklein (Magen, Herz, Flügel, Hals, evtl. auch Gerippe)
1 Bd. Suppengrün
1 Zwiebel, mit einem Nelkenkopf gespickt
1 Lorbeerblatt
$^1/_8$ l trockener Weißwein
2 l Wasser

Das Geflügel zusammen mit dem Gerippe (in der Kochsprache Karkasse genannt) mit dem geputzten und grob zerkleinerten Suppengrün, der Zwiebel und dem Lorbeerblatt in einen Topf geben. Weißwein und 2 Liter kaltes Wasser dazugeben, alles langsam zum Kochen bringen, 1—$1^1/_2$ Stunden leise sieden lassen, zwischendurch immer wieder abschäumen. Danach den Fond durch ein Sieb abgießen. Entweder sofort für Geflügelgerichte, Frikassee usw. benutzen oder rasch abkühlen lassen, in Portionen von $^1/_8$, $^1/_4$ und $^1/_2$ Liter verpacken und einfrieren. Bei Bedarf auftauen und für Frikassee, Sauce oder Suppe verwenden.

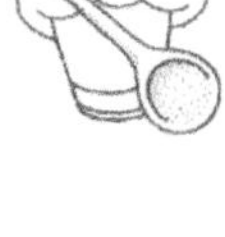

Nährwerte in Spuren vorhanden

Orangen-Portwein-Sauce

Für 4 Portionen

$^1/_8$ l brauner Kalbsfond
etwas Orangenschale (unbehandelt)
1 EL Orangenlikör
2 EL weißer Portwein
200 g Crème fraîche

Den braunen Kalbsfond mit der in Streifen geschnittenen Orangenschale etwas einkochen lassen, die Sauce mit Orangenlikör und Portwein abschmekken, die Crème fraîche unterrühren und cremig einkochen lassen.

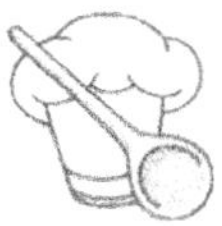

Pro Portion:
1 g Eiweiß
20 g Fett
115 mg Kalium
25 mg Natrium
4 g Kohlenhydrate
= 942 Joule (225 Kalorien)

Natrium + Kalium geschätzt, ohne Alkoholika+Fond

Sugo zu Nudeln

Für 4 Portionen

2 Zwiebeln
1 Möhre
1 Stück Sellerie (100 g)
3 EL Olivenöl
500 g gemischtes Hackfleisch
1—2 Knoblauchzehen
6 EL Tomatenmark
1 Dose geschälte Tomaten (810 g EW)
Pfeffer, Paprikapulver
1 Bd. glatte Petersilie

Die Zwiebeln pellen und fein würfeln. Möhre und Sellerie putzen, waschen und in Würfel schneiden. Olivenöl in einem Topf heiß werden lassen und das Gemüse darin andünsten. Dann das Hackfleisch zugeben und rundherum anbraten. Mit Knoblauch und Tomatenmark würzen.
Dann die Tomaten mit der Flüssigkeit zugeben und das Ganze zugedeckt 20 Minuten schmoren. Zum Schluß mit Pfeffer und Paprika würzen und mit der gehackten Petersilie bestreuen. Dazu passen Spaghetti, die ohne Salz gekocht werden.

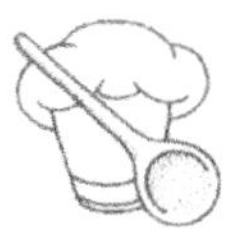

Pro Portion:
17 mg Eiweiß
27 g Fett
16 g Kohlenhydrate
1198 mg Kalium
420 mg Natrium
16 g Kohlenhydrate
= 1641 Joule (392 Kalorien)

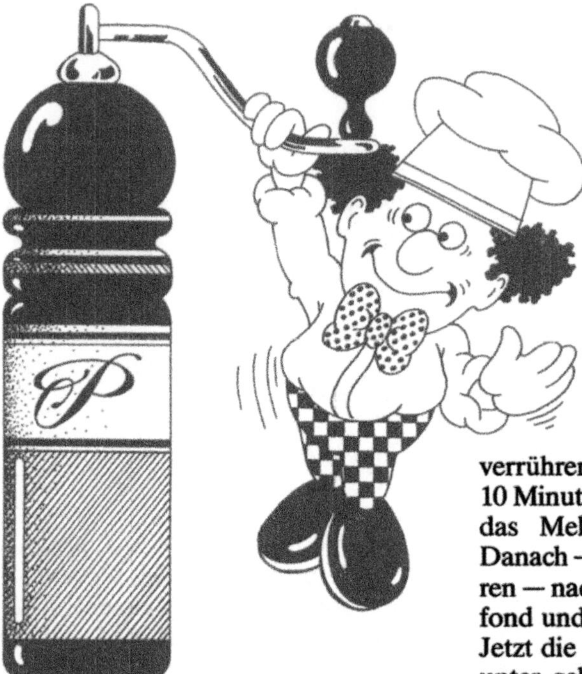

Meerrettichsauce mit Orangensaft

Für 4 Portionen

40 g Butter
30 g Mehl
1/4 l Kalbsfond
1/4 l Milch
Pfeffer a. d. Mühle
2—3 EL Orangensaft
2—3 EL Meerrettich (frisch gerieben)
ganz wenig Orangenschale (unbehandelt)

Die Butter zerlassen, das Mehl dazugeben, beides mit einem Schneebesen gut verrühren und bei mäßiger Hitze etwa 10 Minuten durchschwitzen, dabei darf das Mehl keine Farbe annehmen. Danach — immer unter kräftigem Rühren — nach und nach den kalten Kalbsfond und die kalte Milch unterrühren. Jetzt die Sauce bei mäßiger Hitze und unter gelegentlichem Umrühren mindestens 10 Minuten leise kochen lassen. Danach mit Pfeffer abschmecken. Orangensaft und frisch geriebenen Meerrettich untermischen. Jetzt bitte nicht mehr kochen lassen, sonst verliert der Meerrettich sein Aroma. Sauce in eine Sauciere füllen und mit etwas fein geriebener Orangenschale bestreuen. Zu gekochtem Rindfleisch oder mild gepökeltem Tafelspitz servieren.

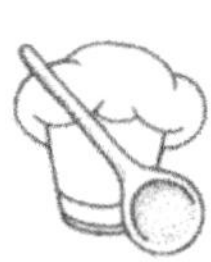

Pro Portion:
4 g Eiweiß
12 g Fett
297 mg Kalium
40 mg Natrium
13 g Kohlenhydrate
= 741 Joule (177 Kalorien)

Knoblauchpaste

Ergibt 250 Gramm

10 frische Knoblauchknollen (nicht Zehen!)
6 EL Olivenöl
etwas Öl zum Bedecken

Die Knoblauchknollen einmal in der Mitte durchbrechen, auf ein Backblech legen. Im vorgeheizten Backofen bei 190 Grad (Gas: Stufe 2—3) auf der mittleren Schubleiste 1 Stunde garen. Die Knollen etwas abkühlen lassen und auseinanderbrechen. Die Zehen aus der Schale drücken und durch ein Sieb streichen. Das Knoblauchmark mit Öl verrühren, in ein Glas oder Porzellangefäß füllen. Dünn mit Öl bedecken und verschließen (evtl. mit Einmachhaut).

Die Paste wird wie Knoblauch verwendet, sie bietet den Vorteil, daß man während des Kochens sofort Knoblauch zur Verfügung hat, ohne mit der geruchsintensiven Knolle in Berührung zu kommen. Aroma und Geschmacksintensität werden durch die Behandlung nicht beeinträchtigt. Die Paste hält sich im Kühlschrank vier bis sechs Wochen.

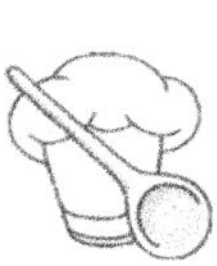

Insgesamt ca.:
12 g Eiweiß
70 g Fett
Kalium und Natrium in Spuren vorhanden
55 g Kohlenhydrate
= 3880 Joule (927 Kalorien)

Senfpaste

Ergibt 400 Gramm

2 TL getrockneter Rosmarin
2 TL Kümmelkörner
4 Gewürznelken
2 TL getrockneter Thymian
4 TL getrocknete grüne Pfefferkörner
4 Knoblauchzehen
80 g frische Ingwerwurzel (ersatzweise 2 TL Ingwerpulver)
250 g salzarmer Senf
6 EL Olivenöl
etwas Öl zum Bedecken

Rosmarin, Kümmel, Nelken, Thymian, Pfeffer im Mörser fein zerstoßen. Knoblauchzehen pellen und durchpressen. Ingwerwurzel schälen und auf der feinen Seite der Haushaltsreibe reiben. Senf, Öl, Kräuter und Gewürze gut verrühren. In ein Glas- oder Porzellangefäß füllen, mit etwas Öl bedecken und verschließen (evtl. mit Einmachhaut). Die Paste ersetzt normalen Senf und eignet sich sehr gut zum Würzen (vor dem Braten bestreichen) von Schweinefleisch, Lammfleisch, Kaninchen. Sie hält im Kühlschrank so lange wie normaler Senf.

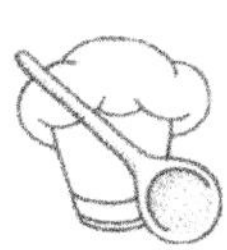

Insgesamt ca.:
15,5 g Eiweiß
82 g Fett
Kalium und Natrium in Spuren vorhanden
24 g Kohlenhydrate
= 3926 Joule (938 Kalorien)

Erbsen-Kerbel-Sauce

Für 4—6 Portionen

1 Pk. tiefgekühlte Erbsen (300 g)
1 Bd. Kerbel
3 Eigelb (Gew. Kl. 2)
Schale von 1 Limette
(dünn abgerieben)
2 EL Limettensaft
weißer Pfeffer
$^1/_8$ l Öl
1 Becher Vollmilchjoghurt

Erbsen etwa 6 Minuten garen, abgießen, mit dem Schneidstab vom Handrührer pürieren. Kerbel von den Stielen zupfen, kurz kalt abspülen, gut abtropfen lassen, beiseite stellen. Eigelb, Limettenschale und -saft und Pfeffer miteinander verrühren. Öl unter ständigem Rühren zuerst tropfenweise, dann in dünnem Strahl zugeben. Pürierte Erbsen mit dem Joghurt zur Mayonnaise geben. Kerbel hacken, unterrühren. Mit Pfeffer abschmecken.

Bei 6 Portionen pro Portion:
5 g Eiweiß
21 g Fett
210 mg Kalium
18 mg Natrium
7 g Kohlenhydrate
= 1056 Joule (252 Kalorien)

Joghurt-Hollandaise

Für 4 Portionen

6 Eigelb
6 EL Weißwein
1—2 TL Zitronensaft
Pfeffer a. d. Mühle
1 TL Zucker
1 Becher Vollmilchjoghurt (150 g)

Eigelb mit Weißwein, Zitronensaft, Pfeffer und Zucker in einem Topf bei milder Hitze über dem Wasserbad oder auf der Herdplatte (Automatikstufe 4) zu einer dicklichen Crème aufschlagen. Den Joghurt nach und nach unterrühren und bis kurz vor dem Kochen aufschlagen, jedoch nicht kochen lassen. Je nach Saison frische Kräuter unterrühren, z. B. Dill, Schnittlauch, Kerbel, Petersilie etc.

Pro Portion:
7 g Eiweiß
11 g Fett
120 mg Kalium
34 mg Natrium
3 g Kohlenhydrate
= 690 Joule (165 Kalorien)

Brauner Kalbsfond

Für ca. 1—$1^{1}/_{2}$ l Fond

2 kg Kalbsknochen (in Stücke gehackt)
500 g Zwiebeln
150 g reife Tomaten
1 dicke Petersilienwurzel
6 l Wasser

Die Kalbsknochen auf die Saftpfanne vom Backofen legen, im vorgeheizten Backofen bei 250 Grad (Gas: Stufe 5) rundherum braun rösten, zwischendurch mehrmals wenden. Zwiebeln, Tomaten und Petersilienwurzel putzen, grob zerkleinern und dazugeben. Das Gemüse ebenfalls anbräunen lassen. Danach alles aus der Pfanne in einen großen Topf tun. In die Pfanne 1 Liter Wasser gießen, damit sich die Röststoffe lösen. Mit einem Pinsel nachhelfen. Diese Flüssigkeit und weitere 5 Liter kaltes Wasser in den Topf geben, alles langsam zum Kochen bringen. Zwischendurch abschäumen. Knochen im offenen Topf (damit der Fond klar bleibt) etwa 5—6 Stunden leise kochen lassen. Zwischendurch immer wieder abschäumen und auch das Fett abschöpfen. Den fertigen Fond durch ein feines Sieb gießen und kalt stellen. Das erstarrte Fett abnehmen. Den Fond dann noch einmal etwa eine Stunde einkochen lassen. Wieder erkalten lassen und in Portionen von $^{1}/_{8}$ oder $^{1}/_{2}$ l einfrieren. Zur Zubereitung von braunen Saucen und Ragouts verwenden.

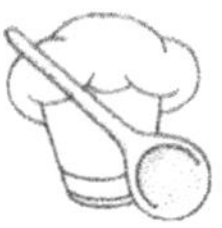

Nährwerte in Spuren vorhanden

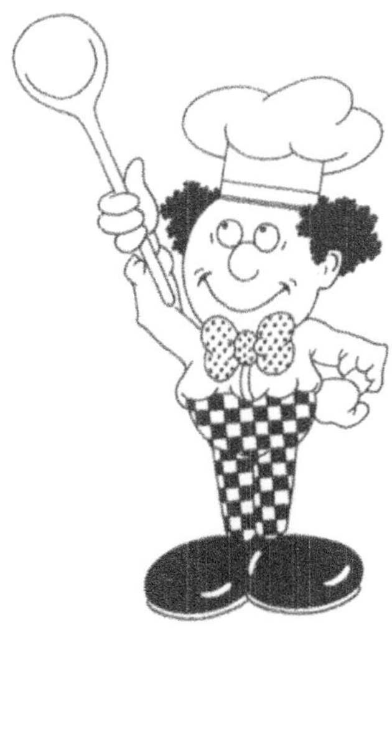

FLEISCH-GERICHTE UND EIERSPEISEN

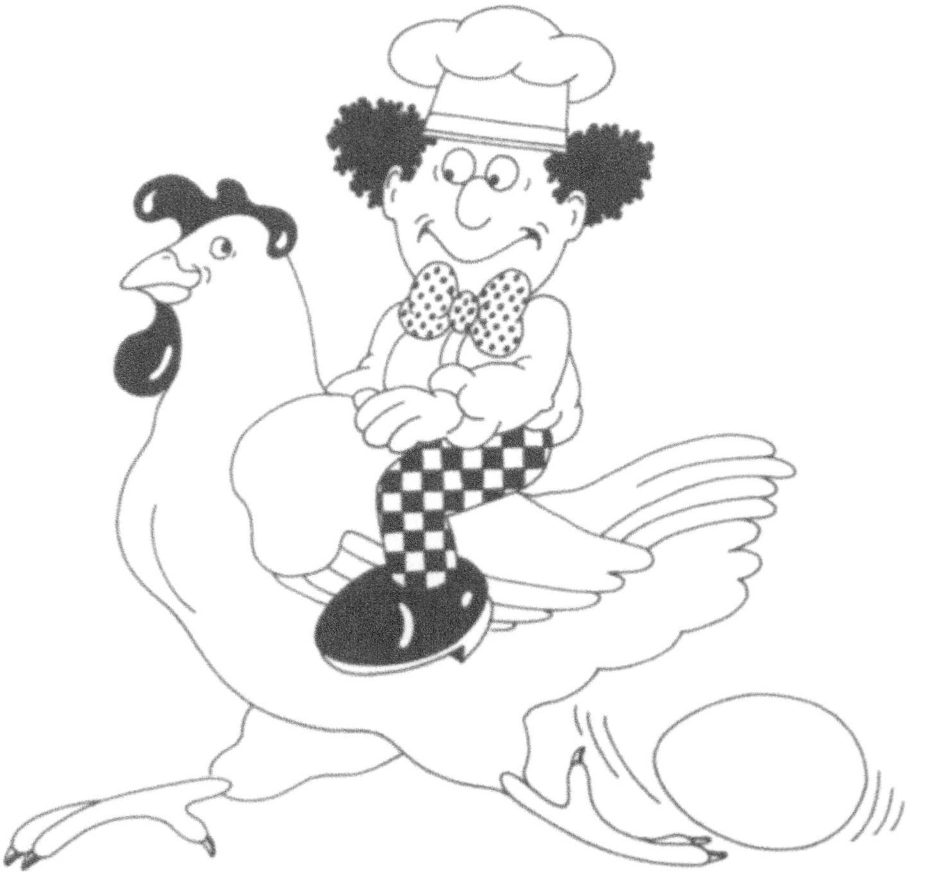

Boeuf Stroganoff

Für 4 Portionen

800 g schieres Rindfleisch aus der Hüfte
200 g Champignons
100g Zwiebeln
50 g Butterschmalz
30 g Butter
1 EL Mehl
$^{3}/_{8}$ l Schlagsahne
1 EL Tomatenmark
1 Prise Cayennepfeffer
2 EL Zitronensaft

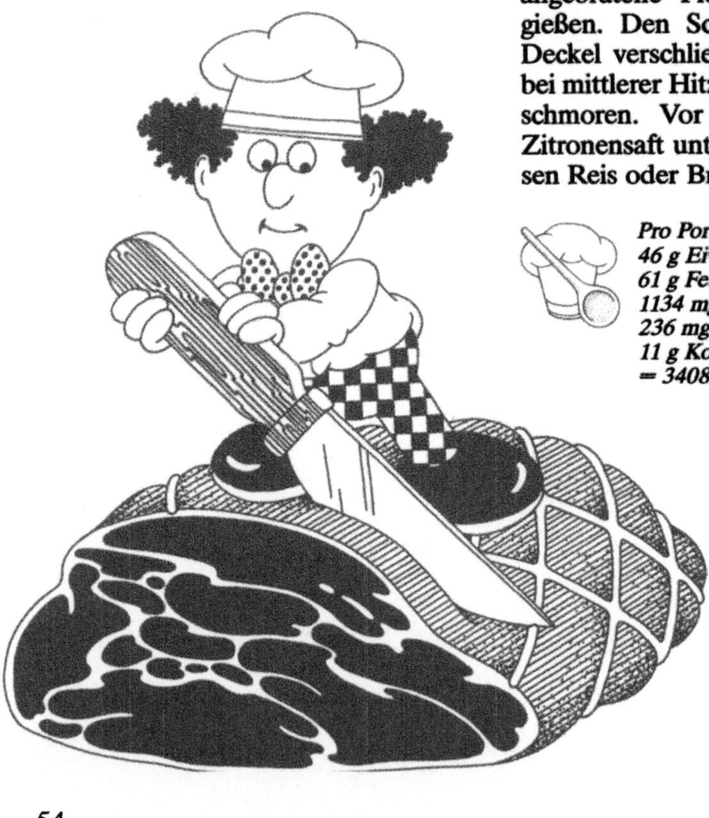

Das Rindfleisch in 1 cm breite und 4 cm lange Streifen schneiden. Die Champignons putzen, waschen und in dünne Scheiben schneiden. Die Zwiebeln pellen und fein würfeln. Das Butterschmalz in einer Pfanne heiß werden lassen. Die Fleischstreifen portionsweise darin anbraten, bis sie leicht gebräunt sind. Das angebratene Fleisch in einen Schmortopf geben. In der Pfanne, in der das Fleisch angebraten wurde, die Butter erhitzen. Zwiebelwürfel und Champignons darin anbraten und leicht mit dem Mehl bestäuben, Sahne hinzufügen. Tomatenmark und Cayennepfeffer beifügen und kurz aufkochen lassen. Das Gemisch auf das angebratene Fleisch im Schmortopf gießen. Den Schmortopf mit einem Deckel verschließen, und das Fleisch bei mittlerer Hitze 1 Stunde zugedeckt schmoren. Vor dem Servieren den Zitronensaft untermischen. Dazu passen Reis oder Bratkartoffeln.

Pro Portion ca.:
46 g Eiweiß
61 g Fett
1134 mg Kalium
236 mg Natrium
11 g Kohlenhydrate
= 3408 Joule (814 Kalorien)

Nieren in Madeirasauce

Für 4 Portionen

600 g Schweine- oder Jungrindnieren
2 EL Essig
50 g Zwiebeln
50 g Butter
1 EL Mehl
1 TL getrockneter Thymian
1 TL zerdrückter grüner Pfeffer
1 Tasse Rotwein
1 EL Madeira

Die Nieren mindestens 3—4 Stunden in Essigwasser legen (1 l Wasser, 2 EL Essig). Die Zwiebeln pellen und in dünne Scheiben schneiden. Die Nieren aus dem Essigwasser nehmen und trokkentupfen. Fett und Sehnen herauslösen. Die Nieren dann in ca. $^1/_2$ cm dicke Scheiben schneiden. Die Butter in einer Pfanne erhitzen und darin die Zwiebelscheiben anrösten. Die Nierenscheiben zugeben und kurz anbraten. Mit Mehl bestäuben, Thymian und grünen Pfeffer zugeben. Mit Rotwein und Madeira ablöschen und kurz durchkochen. Dazu Salat und selbstgebackene Schrotbrötchen servieren.

Pro Portion ca.:
23 g Eiweiß
17 g Fett
393 mg Kalium
229 mg Natrium
6 g Kohlenhydrate
= 1341 Joule (321 Kalorien)

Kalbssteaks mit Grilltomaten und Champignons

Für 4 Portionen

400 g frische Champignons
750 g mittelgroße Tomaten (8 Stück)
150 g Butter
1 Zweig Rosmarin
800 g Kalbssteak (4 Steaks)
Zitronensaft
2 EL gehackte Petersilie

Die Champignons putzen, waschen und dünnblättrig schneiden. Die Tomaten auf der Oberseite kreuzweise einschneiden und je ein Butterflöckchen und ein paar Rosmarinnadeln draufgeben. Die Kalbssteaks leicht klopfen, mit Zitronensaft beträufeln und beidseitig pfeffern. 50 g Butter erhitzen und die Kalbssteaks von jeder Seite 3—4 Minuten darin braten. Gleichzeitig in einer anderen Pfanne die restliche Butter erhitzen und die Champignons darin braten, bis die Flüssigkeit verdampft ist. Die Tomaten 8—10 Minuten im Backofen unter den Grill schieben. Die Kalbssteaks auf einer vorgewärmten Platte anrichten, die Champignons darübergeben. Das Bratfett der Steaks kurz aufschäumen lassen, die Petersilie hineingeben und die Mischung über die Champignons gießen. Die gegrillten Tomaten mit auf der Platte anrichten.

Pro Portion ca.:
46 g Eiweiß
35 g Fett
1654 mg Kalium
192 mg Natrium
9 g Kohlenhydrate
= 2348 Joule (561 Kalorien)

Lammkeule

Für 4 Portionen

100 g Möhren
100 g Sellerieknolle
50 g Petersilienwurzel
100 g Lauch
50 g Zwiebeln
3 Knoblauchzehen
1 Lammkeule (1,5 kg)
schwarzer Pfeffer a. d. Mühle
10 Pfefferkörner
4 Pimentkörner
1 Bd. Thymian (1 TL getrockneter)
2 Lorbeerblätter
$^1/_8$ l Weißweinessig
$^1/_2$ l trockener Weißwein
$^1/_4$ l Wasser
$^1/_4$ l süße Sahne
80 g Butter
1 TL Zucker
3 EL Mehl

Möhren, Sellerie, Petersilienwurzeln und Lauch putzen, waschen und in dünne Scheiben schneiden. Zwiebeln und Knoblauch pellen. Zwiebeln in Scheiben schneiden. Knoblauch zerdrücken. Die Lammkeule sorgfältig häuten und kurz mit kochendem Wasser überbrühen. Die Keule mit dem Knoblauch und gemahlenem Pfeffer einreiben. Die Keule mit dem geschnittenen Gemüse und den Zwiebeln, Pfefferkörnern, Piment, Thymian und Lorbeer in eine Schüssel legen. Essig, Wein und $^1/_4$ l Wasser mischen und darübergießen. Die Keule zugedeckt über Nacht in der Marinade stehen lassen. Am nächsten Tag das Fleisch zugedeckt bei milder Hitze $1^3/_4$—2 Stunden in der Marinade sieden lassen. Die Keule herausnehmen und warmstellen. Den Sud durch ein Sieb gießen, und das Gemüse ebenfalls durch das Sieb streichen. Sahne zugeben und 8—10 Minuten einkochen lassen. Die Butter in einem Topf schmelzen und den Zucker und das Mehl zugeben. Rühren, bis das Mehl bräunlich wird. Die reduzierte Marinade aufgießen und durchkochen, bis eine sämige Sauce entsteht. Die Lammkeule aufschneiden und die Sauce dazu reichen. Zu diesem Fleischgericht passen Knödel oder Kartoffeln.

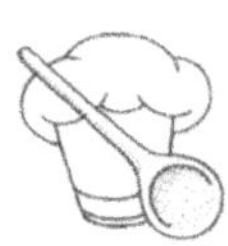

Pro Portion ca.:
60 g Eiweiß
93 g Fett
1608 mg Kalium
301 mg Natrium
18 g Kohlenhydrate
= 5452 Joule (1302 Kalorien)

Kalbszunge mit Meerrettich

Für 4 Portionen

1 ungepökelte Kalbszunge (ca. 600—750 g)
1 Bd. Suppengrün
100 g Zwiebeln
3 Knoblauchzehen
10 schwarze Pfefferkörner
2 Lorbeerblätter
$1^1/_2$ EL Weinessig
750 g Lauch
500 g Möhren
30 g Butter
100 g frischgeriebener Meerrettich

Die Zunge in kaltem Wasser abwaschen. Das Suppengrün putzen, waschen und grob würfeln. Die Zwiebeln pellen und in Ringe schneiden. 2 l Wasser mit dem Suppengrün, Zwiebeln, Knoblauchzehen, Pfefferkörnern, Lorbeerblättern und Essig mit der Zunge zusammen in einem Topf zum Kochen bringen. Dann 2 Stunden sieden lassen. In der Zwischenzeit Lauch und Möhren putzen und waschen, die Möhren der Länge nach vierteln. Den Lauch in fingerlange Stücke schneiden. Möhren und Lauch mit wenig Wasser und Butter in einen Topf geben. 20 Minuten vor Ende der Garzeit der Zunge das Gemüse auf den Herd setzen und bei mittlerer Hitze 15 bis 20 Minuten garen. Die Zunge aus dem Sud nehmen und mit kaltem Wasser abschrecken. Die gegarte Zunge abziehen und in Scheiben schneiden.

Das Gemüse abtropfen lassen. Die Zungenscheiben in wenig Sud erhitzen. Mit dem Gemüse und frischgeriebenem Meerrettich servieren. Dazu paßt Kartoffelpüree.

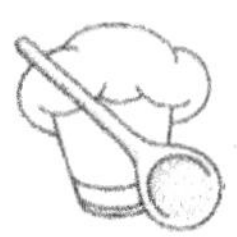

Pro Portion ca.:
26 g Eiweiß
15 g Fett
924 mg Kalium
159 mg Natrium
18 g Kohlenhydrate
= 1281 Joule (306 Kalorien)

Flämisches Bierfleisch

Für 6 Portionen

125 g frischer Speck (ungesalzen)
1 kg Zwiebeln
80 g Butter
1,5 kg mageres Rindfleisch
(Schulter oder Keule)
3 EL Mehl
0,7 l helles Bier
2 Knoblauchzehen
1 EL Essig
1 Prise Zucker
1 TL getrockneter Thymian
schwarzer Pfeffer a. .d. Mühle
1 Bd. glattblättrige Petersilie
3 Lorbeerblätter

Den Speck in Würfel schneiden, das Rindfleisch in 6—8 Stücke zerteilen. Die Zwiebeln pellen und in Scheiben schneiden. In einer Pfanne die Butter erhitzen und die Zwiebelscheiben darin andünsten, bis sie weich sind und etwas Farbe angenommen haben. In einer zweiten Pfanne die Speckwürfel anbraten und rösten, bis sie braun sind. Die Würfel herausnehmen und zur Seite stellen. Das Rindfleisch im Speckfett von allen Seiten kräftig anbraten, die Stücke dann in einen gußeisernen Bräter legen. Das Mehl zu dem Speckfett geben und kurz darin anrösten. Nach und nach das Bier einrühren und kurz aufkochen lassen. Die Knoblauchzehen pellen und fein würfeln. Knoblauch, Essig, Zucker, Thymian und Pfeffer zur Biersauce geben und alles gut durchrühren. Die Zwiebeln mit dem Bratfett und die Biersauce über das Fleisch im Bräter gießen. Die Lorbeerblätter dazulegen. Den geschlossenen Bräter auf unterster Einschubleiste in den Backofen schieben. Das Fleisch bei 175 Grad $1^3/_4$ bis 2 Stunden garen lassen. In der Zwischenzeit die Petersilie waschen und grob hacken. Das Fleisch mit den zurückgelassenen erhitzten Speckwürfeln und der Petersilie bestreuen und servieren.
Dazu passen Kartoffeln oder Nudeln und ein Salat.

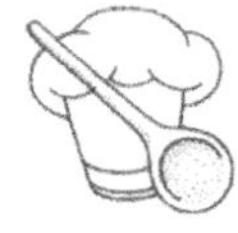

Pro Portion ca.:
47 g Eiweiß
41 g Fett
1089 mg Kalium
247 mg Natrium
24 g Kohlenhydrate
= 3051 Joule (729 Kalorien)

Kalbsleber mit Salbei und Birnenscheiben

Für 4 Portionen

200—300 g reife Birnen
$^{1}/_{8}$ l Weißwein
Muskatnuß, frisch gerieben
Cayennepfeffer
1 EL gewürfelte Schalotten
6—8 Salbeiblätter (ersatzweise getrocknete)
500 g Kalbsleber (4 Scheiben)
80 g Mehl
weißer Pfeffer a. d. Mühle
80 g Butter
$^{1}/_{8}$ l Schlagsahne

Die Birnen schälen, vierteln und das Kernhaus entfernen. Die Birnenviertel in Scheiben schneiden. Den Weißwein mit Muskatnuß, Cayennepfeffer und Schalottenwürfeln zum Kochen bringen. Die Birnenscheiben 2—3 Minuten darin garen, dann mit einer Schaumkelle herausnehmen und warmstellen. Den Salbei grob hacken, die Leberscheiben leicht in einer Mehl-Pfeffermischung wenden. Die Butter in einer Pfanne aufschäumen lassen, darin die Leberscheiben von jeder Seite 2—3 Minuten sanft braten, anschließend auf einer vorgewärmten Platte warmstellen (Backofen 100 Grad). Salbei im Bratfett kurz erhitzen. Das restliche Mehl, in dem die Leberscheiben gewendet wurden, in das Bratfett einrühren. Weinsud und Sahne nach und nach angießen und aufkochen lassen, bis eine glatte sämige Sauce entsteht. Die Birnenscheiben auf die Leber geben und mit der Sauce übergießen. Dazu passen Nudeln oder Spätzle.

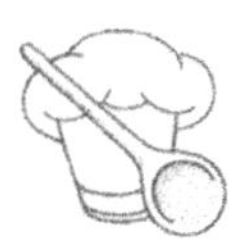

Pro Portion ca.:
27 g Eiweiß
32 g Fett
551 mg Kalium
120 mg Natrium
29 g Kohlenhydrate
= 2313 Joule (552 Kalorien)

Gekräutertes Roastbeef

Für 6 Portionen

2 Pfd. Roastbeef mit Fettrand
1—2 Knoblauchzehen
1 TL Senf
2 Bd. Petersilie
1 Sellerieblatt
1 TL Basilikum, getrocknet (oder die entsprechende Menge frisch)
1 TL Majoran, getrocknet (oder die entsprechende Menge frisch)
1 TL Thymian, getrocknet (oder die entsprechende Menge frisch)
Pfeffer a. d. Mühle
6 EL Öl

Den Fettrand des Roastbeefs gitterförmig einschneiden. Knoblauchzehen durch die Presse drücken. Senf, die Kräuter (gehackt, falls sie frisch sind) und den Pfeffer zugeben und alles mit dem Öl zu einer Paste verarbeiten. Diese Paste mit dem Messer in die eingeritzte Oberseite des Roastbeefs und auch auf die Seiten streichen. Das Fleisch in die geölte Fettpfanne des Backofens legen. Das Roastbeef im vorgeheizten Ofen (250 Grad, Gas: Stufe 5—6) etwa 35—38 Minuten braten. Flache Stücke brauchen 2 Minuten weniger, besonders hohe 2 Minuten mehr, bis sie innen rosa und außen braun sind.

Wer das Roastbeef nicht als kalten Aufschnitt, sondern warm servieren möchte, z.B. zu Bratkartoffeln, der muß es nach dem Garen noch mindestens 15 Minuten im ausgeschalteten Ofen ruhen lassen, damit es beim Aufschneiden keinen Saft verliert. Wer das Roastbeef als Aufschnitt servieren möchte, nimmt es nach dem Garen aus dem Ofen, läßt es auf dem Rost gut abkühlen, mindestens 1 Stunde, besser aber 2—3 Stunden, und kann es dann aufschneiden.

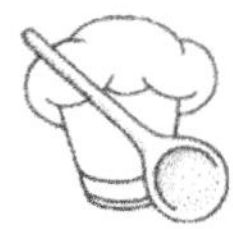

Pro Portion ca.:
32 g Eiweiß
26 g Fett
513 mg Kalium
114 mg Natrium
0 g Kohlenhydrate
= 1599 Joule (382 Kalorien)

Roastbeef mit grünem Pfeffer

Für 6 Portionen

1 kg Roastbeef mit Fettrand
1 Knoblauchzehe
$1\frac{1}{2}$—2 EL grüner Pfeffer (gefriergetrocknet)
1 EL Öl

Den Fettrand des Roastbeefs gitterförmig einschneiden. Knoblauchzehe mit den abgetropften grünen Pfefferkörnern im Mörser zerreiben (gefriergetrockneter grüner Pfeffer wird vor Gebrauch etwa 10 Minuten in wenig Wasser eingeweicht), Öl zufügen, die Paste auf das Roastbeef

streichen, ca. 35—38 Minuten im vorgeheizten Backofen (250 Grad , Gas: Stufe 5—6) braten. Flache Stücke brauchen 2 Minuten weniger, besonders hohe 2 Minuten mehr, bis sie innen rosa und außen braun sind.
Wer das Roastbeef nicht als kalten Aufschnitt, sondern warm servieren möchte, z.B. zu Bratkartoffeln, der muß es nach dem Garen noch mindestens 15 Minuten im ausgeschalteten Ofen ruhen lassen, damit es beim Aufschneiden keinen Saft verliert. Wer das Roastbeef als Aufschnitt servieren möchte, nimmt es nach dem Garen aus dem Ofen, läßt es auf dem Rost gut abkühlen, mindestens 1 Stunde, besser aber 2 Stunden, und kann es dann aufschneiden.

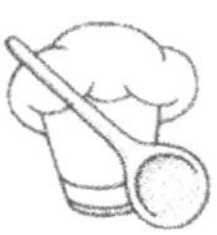

Pro Portion ca.:
32 g Eiweiß
18 g Fett
513 mg Kalium
114 mg Natrium
2 g Kohlenhydrate
= 1313 Joule (314 Kalorien)

Eier in Currysauce

Für 4 Portionen

1 Zwiebel
2 EL Butter
1 TL Curry
2 EL Mehl
$^{1}/_{8}$ l Milch
$^{1}/_{8}$ l Wasser
$^{1}/_{2}$ Apfel
1 TL Rosinen
4 Eier

Die Zwiebel pellen und fein hacken. Butter erhitzen, die Zwiebel darin anbraten. Curry und Mehl unterrühren. Eine Mischung aus $^{1}/_{8}$ l Milch und $^{1}/_{8}$ l Wasser nach und nach unterrühren. Den halben Apfel schälen, vom Kernhaus befreien und in kleine Würfel schneiden. Unter die Sauce rühren. Rosinen zugeben. Die Eier hartkochen, abpellen und halbieren. Die Sauce auf eine Servierplatte geben, die Eierhälften darauf anrichten.

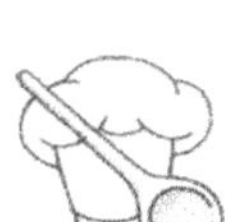

Pro Portion ca.:
9 g Eiweiß
16 g Fett
192 mg Kalium
99 mg Natrium
14 g Kohlenhydrate
= 1025 Joule (245 Kalorien)

Schnelles Chili

Für 4 Portionen

250 g Zwiebeln
4 EL Öl
600 g gemischtes Hackfleisch
1 Dose geschälte Tomaten (800 g)
1 Dose rote Bohnen (432 g)
$^1/_2$ rote Paprikaschote
$^1/_2$ grüne Paprikaschote
Pfeffer a. d. Mühle
1 getrocknete Chilischote

Zwiebeln pellen und in Ringe schneiden. Öl in einer Pfanne sehr heiß werden lassen, und das Hackfleisch darin braun anbraten. Zwiebeln zugeben und glasig andünsten. Tomaten mit Saft zugeben. Rote Bohnen in einem Sieb abspülen. Paprika waschen, längs halbieren, in dünne Streifen schneiden und zusammen mit den Bohnen zum Hackfleisch geben. Mit Pfeffer und der zerkleinerten Chilischote kräftig würzen. Zugedeckt bei milder Hitze 10 Minuten kochen lassen. Dazu paßt Baguette.

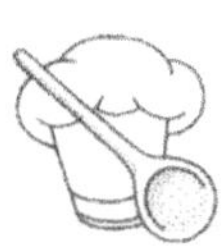

Pro Portion ca.:
53 g Eiweiß
49 g Fett
2125 mg Kalium
146 mg Natrium
72 g Kohlenhydrate
= 4148 Joule (991 Kalorien)

Frikadellen

Für 4 Portionen

2 Scheiben Toastbrot
125 g Beefsteakhack
250 g Schweinenacken
250 g gemischtes Hackfleisch
$1^1/_2$ TL abgeriebene Zitronenschale
$^1/_2$ TL Paprika edelsüß
$^1/_2$ TL Paprika scharf
1 TL Kümmel, gemahlen
1 Knoblauchzehe
1 Ei
1 EL Wasser
Öl zum Braten
evtl. Kresse zum garnieren

Das Toastbrot entrinden und in wenig Wasser einweichen. Den Schweinenakken würfeln und durch die mittlere Scheibe des Fleischwolfes drehen. Alle drei Hackfleischsorten in eine Rührschüssel geben. Zitronenschale, Paprika, Kümmel und die pürierte Knoblauchzehe dazugeben. Toastbrot gut ausdrücken und zusammen mit dem Ei und 1 EL kaltem Wasser ebenfalls zugeben, die Masse zu einem glatten Hackteig verarbeiten. $^1/_2$ Stunde kühl stellen. Mit nassen Händen etwa 12 kleine Frikadellen formen und portionsweise in heißem Öl von jeder Seite 6—8 Minuten braten. Auf einer Platte anrichten. Nach Geschmack mit Kresse garnieren.

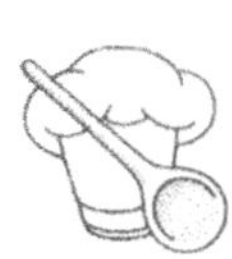

Pro Portion ca.:
32 g Eiweiß
45 g Fett
459 mg Kalium
171 mg Natrium
5 g Kohlenhydrate
= 2448 Joule (585 Kalorien)

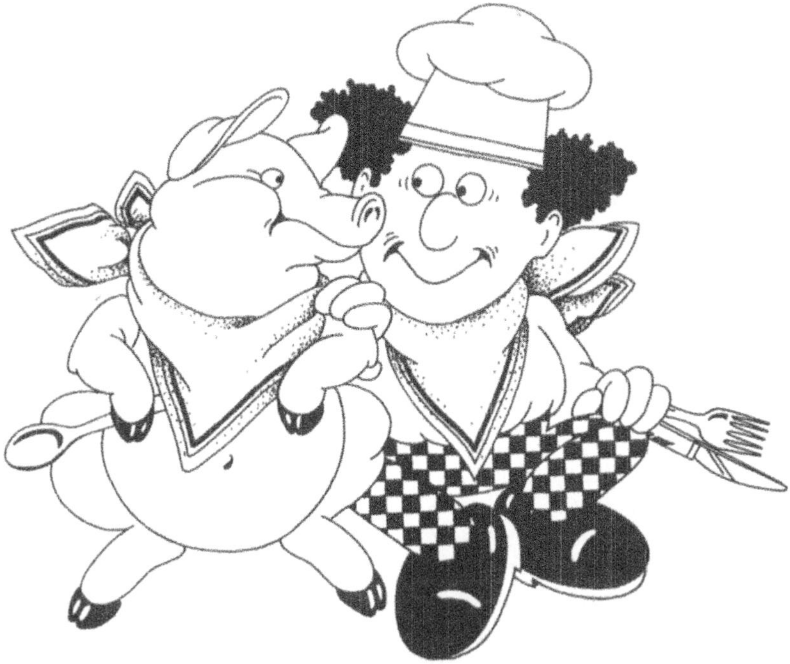

Zitronenkoteletts

Für 6 Portionen

6 Koteletts (à 180 g)
2 Zitronen (unbehandelt)
1 Bd. Zitronenmelisse
Pfeffer a. d. Mühle
Mehl zum Wenden
Öl zum Braten

Die Koteletts seitlich mit einem spitzen, scharfen Messer aufschneiden, so daß eine Tasche entsteht. Zitronen heiß abwaschen, dann abreiben und auspressen. Zitronenmelisse waschen, die Blätter von den Stielen zupfen und grob hacken, mit Zitronensaft, Zitronenschale und Pfeffer mischen. Die Koteletts mit dieser Mischung füllen und seitlich mit einem Zahnstocher zustecken. Koteletts mit dem restlichen Zitronensaft beträufeln, dann leicht in Mehl wälzen und bei mittlerer Hitze in der Pfanne von beiden Seiten braten, von jeder Seite ca. 5 Minuten.

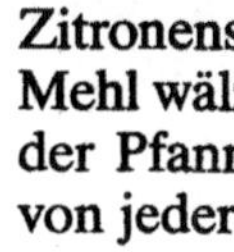

Pro Portion ca.:
24 g Eiweiß
40 g Fett
471 mg Kalium
93 mg Natrium
3 g Kohlenhydrate
= 2094 Joule (500 Kalorien)

Kalbsbries Gärtnerin

Für 4—6 Portionen

750 g Kalbsbries
250 g Möhren
250 g Sellerie
250 g Porree
250 g Champignons
1 Zitrone (unbehandelt)
100 g Butter
1/8 l trockener Weißwein
weißer Pfeffer a. .d. Mühle
2 Zweige Thymian
(1 TL getrockneter)
1/8 l Schlagsahne
30 g Mehl
4 cl Cognac
etwas Zitronensaft

Das Bries in reichlich kaltem Wasser aufsetzen und erhitzen. Knapp vor dem Kochen das heiße Wasser abgießen, wieder kaltes Wasser nachfüllen und diesen Vorgang wiederholen. Alle Blutgerinsel sollten entfernt werden, das Bries muß ganz weiß sein. Das Bries wird erneut mit Wasser aufgesetzt, etwa 12—15 Minuten sieden lassen und dann mit einer Schaumkelle herausnehmen, noch vorhandene Häute und Sehnen entfernen und abkühlen lassen. Möhren, Sellerie und Porree putzen, waschen und in dünne Stifte schneiden. Die Champignons putzen, unter fließendem Wasser waschen und in dünne Scheiben schneiden. Die Champignonscheiben mit wenig Zitronensaft beträufeln. 50 g Butter in einer Pfanne schmelzen lassen, das Gemüse und die Champignons darin andünsten (ca. 5—6 Minuten). Dabei mit einem Holzlöffel wenden. Den Weißwein angießen, mit Pfeffer, Thymian und Zitronensaft würzen. Wenn der Wein fast verdampft ist, die Sahne angießen und auf die Hälfte einkochen, bis die Mischung leicht dicklich ist. Warmstellen.
Die restliche Butter in einer Pfanne erhitzen. Das Bries in ca. 1 cm dicke Scheiben schneiden, pfeffern, mit Zitronensaft beträufeln und leicht in Mehl wenden. Die Briesscheiben in der heißen Butter von beiden Seiten braunbraten, auf dem Gemüse anrichten. Die in der Pfanne entstandenen Röststoffe mit Cognac ablöschen und etwas Butter zugeben. Das Bries mit der Sauce übergießen. Dazu passen Dampfkartoffeln oder, wenn man es als kleine Vorspeise reicht, Halbmonde aus Blätterteig.

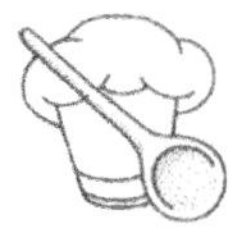

Pro Portion (bei 6 Portionen) ca.:
24 g Eiweiß
25 g Fett
945 mg Kalium
157 mg Natrium
12 g Kohlenhydrate
= 1758 Joule (420 Kalorien)

FISCHE UND KRUSTENTIERE

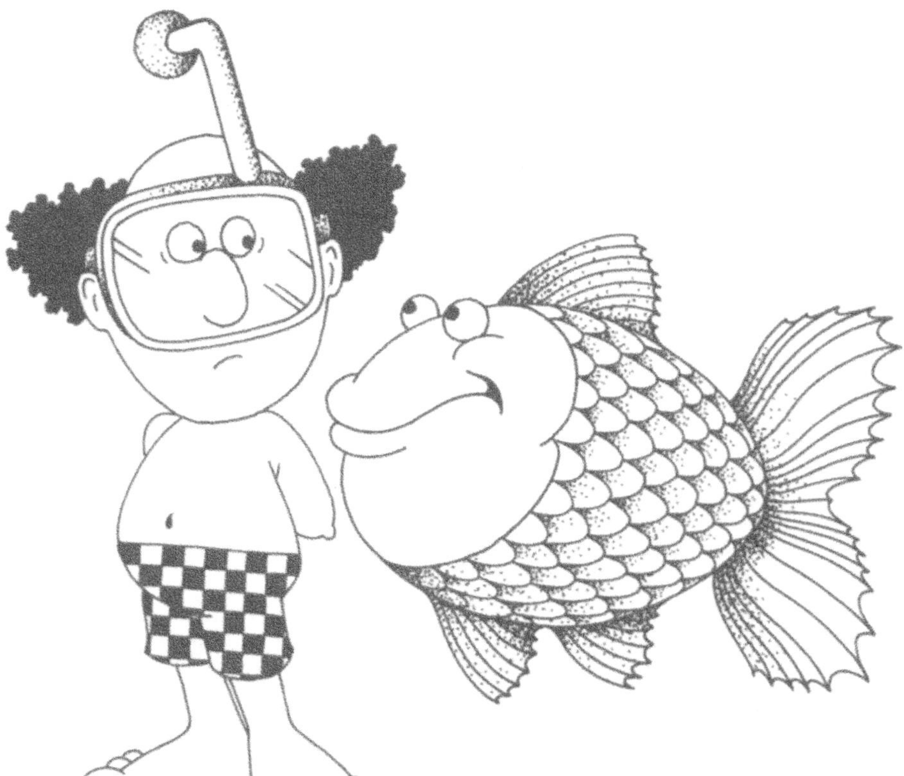

Forellen mit Sauerampfersauce

Für 4 Portionen

1 Zwiebel
$^1/_8$ l Weißweinessig
1 l Wasser
Zucker
2 Lorbeerblätter
1 EL Pfefferkörner
4 Forellen (küchenfertig à 300 g)
100 g Butter
8 Eigelb
Pfeffer a. d. Mühle
2 Handvoll Sauerampfer
8 EL Sahne

Den Backofen auf 225 Grad (Gas: Stufe 4) vorheizen. Die Zwiebel pellen und vierteln. Essig mit Zwiebel, Zukker, Lorbeerblättern, Pfeffer und 1 l Wasser zum Kochen bringen. Die Forellen waschen und auf die Saftpfanne des Backofens legen. Mit dem Sud begießen, mit Alufolie verschließen und im Ofen auf mittlerer Einschubleiste 20 Minuten backen. In der Zwischenzeit die Butter in einem Topf schmelzen lassen. Eigelb mit Pfeffer und Zucker verrühren. Den Sauerampfer verlesen, in der Sahne pürieren und mit dem Eigelb verrühren. Das Ganze bei milder Hitze über dem Wasserbad oder auf der Herdplatte (Automatikstufe 4) zu einer dicklichen Creme aufschlagen. Die geklärte Butter erst tröpfchenweise, dann nach und nach unterrühren. Mit Pfeffer und Zukker abschmecken. Die Forellen auf vorgewärmte Portionsteller legen, mit der Sauerampfersauce servieren.
Dazu passen Kartoffeln und ein grüner Salat.

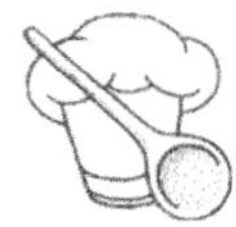

Pro Portion ca.:
37 g Eiweiß
48 g Fett
792 mg Kalium
92 mg Natrium
4 g Kohlenhydrate
= 2613 Joule (624 Kalorien)

Kabeljau in Wacholderbutter

Für 4 Portionen

$^{1}/_{4}$ l Weißwein
$^{1}/_{2}$ l Wasser
1 Lorbeerblatt
3 EL Wacholderbeeren
1 Zitrone
4 Kabeljaukoteletts à 180 g
2 EL Zitronensaft
60 g Butter

Weißwein mit $^{1}/_{2}$ l Wasser, Lorbeerblatt, 1 EL Wacholderbeeren erhitzen. Die Zitrone in Scheiben schneiden. Fischkoteletts waschen, trocken tupfen und mit den Zitronenscheiben in die heiße, aber nicht kochende Flüssigkeit geben. Darin 20 Minuten ziehen lassen. Die restlichen Wacholderbeeren zerdrücken, mit Zitronensaft und der Butter leicht durchkochen lassen. Die Fischkoteletts aus dem Sud nehmen, mit Zitronenscheiben belegen und mit der Wacholderbutter begießen.
Dazu passen Kartoffeln mit viel gehackter Petersilie.

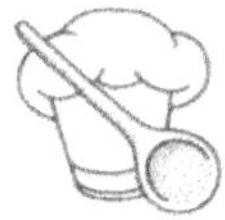

Pro Portion ca.:
4 g Eiweiß
13 g Fett
363 mg Kalium
87 mg Natrium
1 g Kohlenhydrate
= 822 Joule (196 Kalorien)

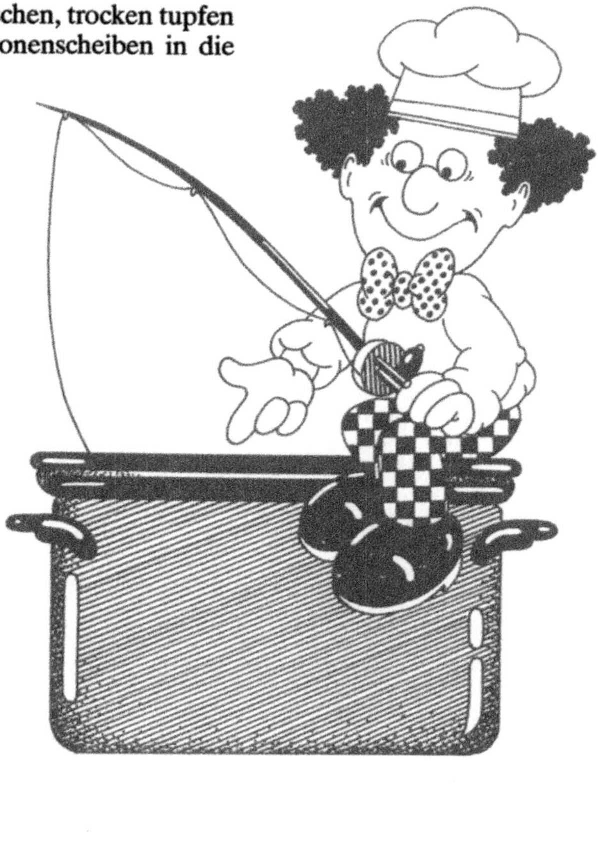

Scampi in Gemüsesud

Für 4 Portionen

400 g Scampi Tk
1 Pak. Kräutermischung Tk
2 Pak. Suppengrün Tk
$^1/_8$ l trockener Wermut
$^1/_8$ l Wasser
50 g Butter

Die Scampi unter fließendem Wasser abspülen. Die Kräutermischung, Suppengrün, Wermut und $^1/_8$ l Wasser zum Kochen bringen. Scampi darin bei milder Hitze 8 Minuten ziehen lassen. Scampi herausnehmen, warm stellen. Den Sud durch kräftiges Kochen auf etwa $^1/_8$ l reduzieren. Die kalte Butter in Flöckchen nach und nach einschwenken, bis die Sauce leicht gebunden ist. Die Sauce über die Scampi gießen und servieren.

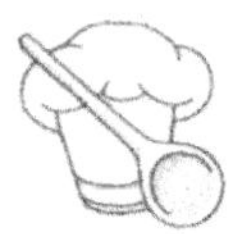

Pro Portion ca.:
19 g Eiweiß
12 g Fett
268 mg Kalium
147 mg Natrium
5 g Kohlenhydrate
= 1017 Joule (243 Kalorien)

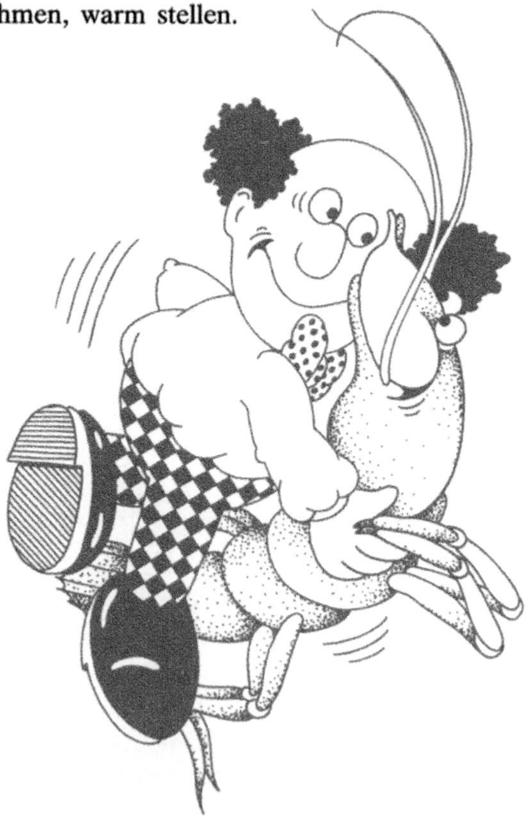

Gefülltes Fischfilet in Alufolie

Für 4 Portionen

200 g Tomaten
750 g Kabeljaufilet
Pfeffer a. d. Mühle
3 EL Zitronensaft
$^1/_4$ l Hühnerbrühe
$^1/_8$ l Weißwein
3 EL heller Saucenbinder
2 Eigelb
3 EL Schlagsahne
5 Bd. Dill

Tomaten waschen und in dünne Scheiben schneiden. Das Fischfilet waschen, trockentupfen und in 8 gleichgroße Stücke schneiden. Auf 4 entsprechend große Stücke Alufolie je ein Fischstück legen und mit Pfeffer und Zitronensaft würzen. Tomatenscheiben darauf verteilen, nochmals mit Pfeffer und Zitronensaft würzen und mit dem restlichen Fischstück belegen. Die Alufolie schließen und den Fisch im Backofen auf mittlerer Einschubleiste 25 Minuten garen. Die Hühnerbrühe mit dem Wein zum Kochen bringen, Saucenbinder einstreuen, aufkochen lassen und mit Eigelb und Sahne legieren. Dill hacken und unter die Sauce ziehen. Mit Zitronensaft, Pfeffer und Zucker würzen und die Sauce zum Fisch servieren.

Pro Portion ca.:
35 g Eiweiß
7 g Fett
873 mg Kalium
171 mg Natrium
15 g Kohlenhydrate
= 1230 Joule (294 Kalorien)

Gedünstete Maischolle

Für 4 Portionen

125 g Zwiebeln
125 g Möhren
50 g Butter
1 Zitrone
4 Schollen (küchenfertig à 300 g)
1 TL Pfefferkörner
$^1/_2$ Bd. glatte Petersilie
300 ccm Weißwein

Zwiebeln in sehr dünne Ringe schneiden, Möhren der Länge nach in dünne Scheiben schneiden. Zwiebeln und Möhren in Butter kurz andünsten. Zitrone in dünne Scheiben schneiden. Vier Bogen starke Alufolie vorbereiten (etwa 45 x 60 cm). Jeweils eine Scholle auf einen Bogen Alufolie legen. Zitronenscheiben, gedünstetes Gemüse und Pfefferkörner über die 4 Schollen verteilen. Petersilie grob hacken und darüberstreuen. Die Folie schließen, auf ein Backblech legen und im vorgeheizten Backofen bei 200 Grad (Gas: Stufe 3) 45 Minuten garen. In der Alufolie servieren.

Pro Portion ca.:
31 g Eiweiß
12 g Fett
732 mg Kalium
198 mg Natrium
5 g Kohlenhydrate
= 1318 Joule (315 Kalorien)

Schellfisch mit Kräutern

Für 4 Portionen

500 g Fleischtomaten
375 g Zwiebeln
5 EL Öl
5 Knoblauchzehen
je 2 Zweige
Rosmarin und Thymian
1 Lorbeerblatt
1 Bd. glatte Petersilie
1/8 l Weißwein
750 g Kartoffeln
Pfeffer a. d. Mühle
30 g Butter
1 Schellfisch
(küchenfertig vorbereitet 1,2 kg)

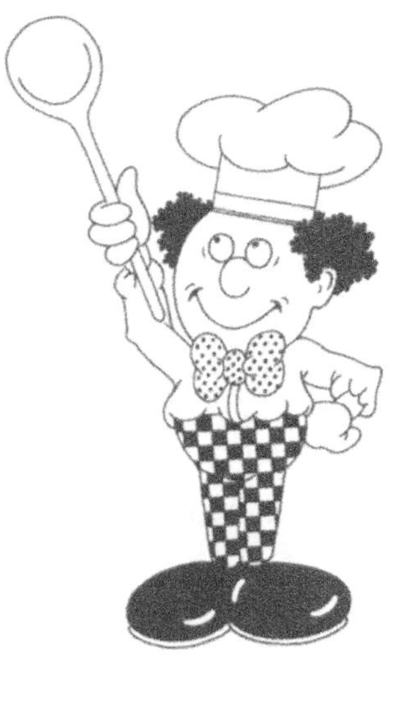

Gebrühte Tomaten pellen, entkernen und fein würfeln. Zwiebeln pellen, fein würfeln und in dem Öl glasig dünsten. Knoblauch pellen, pressen und zusammen mit den Tomaten und je 1 Zweig Rosmarin und Thymian, Lorbeerblatt und Petersilie zugeben. Mit Wein ablöschen und 20 Minuten schmoren lassen. Geschälte Kartoffeln in dünne Scheiben schneiden, kurz in kochendem Wasser blanchieren und gut abgetropft nebeneinander in eine feuerfeste Form legen. Mit Pfeffer würzen und mit der flüssigen Butter beträufeln. Den Fisch pfeffern, in den Bauch je 1 Zweig Rosmarin und Thymian geben und ihn auf die Kartoffeln legen. Die Tomatensauce darübergießen und das Gericht im vorgeheizten Backofen bei 225—250 Grad (Gas: Stufe 4—5) 30 Minuten garen. In der Form servieren und bei Tisch portionieren.

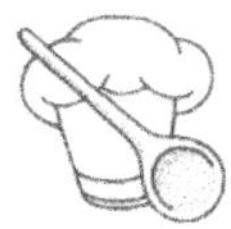

Pro Portion ca.:
37 g Eiweiß
19 g Fett
1730 mg Kalium
224 mg Natrium
40 g Kohlenhydrate
= 2209 Joule (528 Kalorien)

BEILAGEN

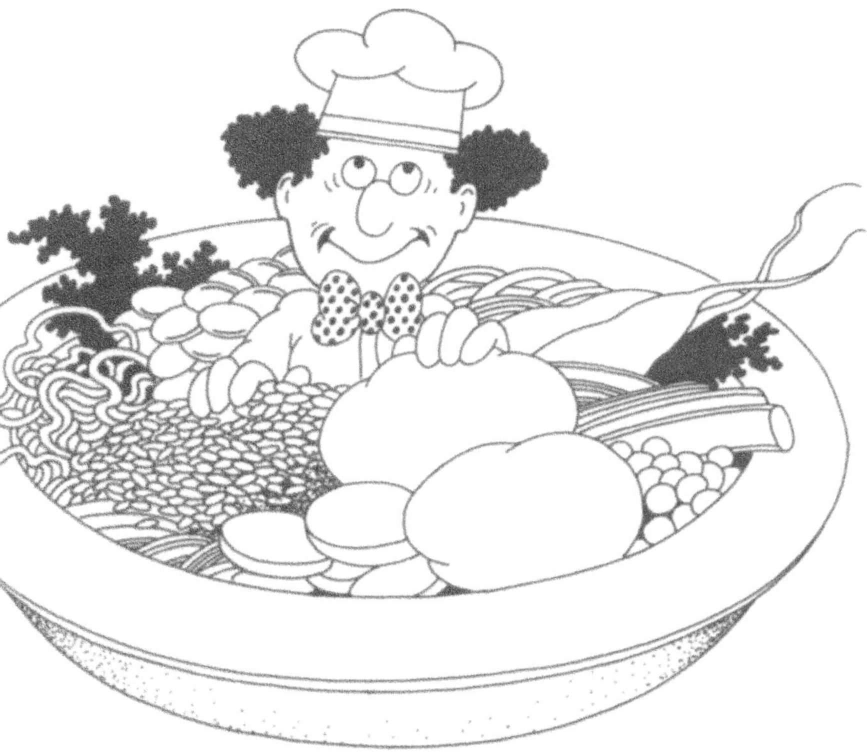

Kartoffel-Tomatenauflauf

Für 4 Portionen

1 kg lange Kartoffeln (festkochend)
750 g Tomaten
100 g Mozzarella
100 g Butter
Pfeffer a. d. Mühle
1 Bd. frisches Basilikum

Kartoffeln mit der Schale kochen, abgießen, abdämpfen und pellen, dann in nicht zu dünne Scheiben schneiden. Tomaten waschen, Stielansätze herausschneiden. Tomaten auch in Scheiben schneiden. Eine feuerfeste Form mit etwas Butter ausstreichen. Tomaten und Kartoffeln abwechselnd im Kranz hineinschichten (außen Kartoffeln, dann Tomaten, innen wieder Kartoffeln). 50 g flüssige Butter darübergießen und pfeffern. Die zweite Schicht Kartoffeln und Tomatenscheiben wieder im Kranz auf die erste legen. Mit grobgehacktem Basilikum (etwas zum Garnieren beiseite legen) bestreuen. Den Mozzarella und die restliche Butter in Flöcken daraufgeben. Den Auflauf im vorgeheizten Backofen bei 225 Grad (Gas: Stufe 4) in 25 Minuten goldbraun überbacken. Das restliche Basilikum auf den Auflauf streuen und servieren.

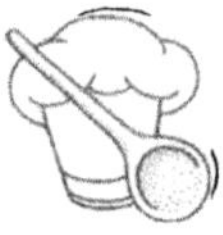

Pro Portion ca.:
13 g Eiweiß
27 g Fett
1567 mg Kalium
245 mg Natrium
48 g Kohlenhydrate
= 2130 Joule (509 Kalorien)

Peperonate
(italienisches Mischgemüse)

Für 4 Portionen

750 g Tomaten
1 rote, 1 gelbe, 1 grüne Paprikaschote
250 g Zwiebeln
3 EL Öl
Pfeffer a. d. Mühle
2 EL Zucker
2 Knoblauchzehen
1 Bd. Thymian

Tomaten brühen, häuten und vierteln. Paprikaschoten und Zwiebeln putzen, waschen und grob würfeln. Das Öl in einem Topf heiß werden lassen. Zwiebeln und Paprika hinzugeben und glasig dünsten. Tomaten zugeben und zugedeckt 20—30 Minuten bei milder Hitze schmoren. Dann mit Pfeffer, Zucker, Knoblauch und Thymian würzen.

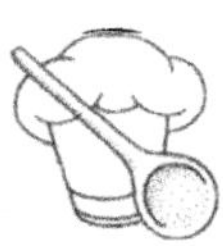

Pro Portion ca.:
3 g Eiweiß
8 g Fett
843 mg Kalium
18 mg Natrium
23 g Kohlenhydrate
= 777 Joule (186 Kalorien)

Ofenkartoffeln vom Blech

Für 4—6 Portionen

1,5 kg mittelgroße junge Kartoffeln
4 TL Kümmel
2TL Öl
2 Becher Sahnejoghurt (à 150 g)
1 Bd. Dill
1 Bd. Schnittlauch
1 Bd. Basilikum
1 Bd. Petersilie
(alle Kräuter gehackt)

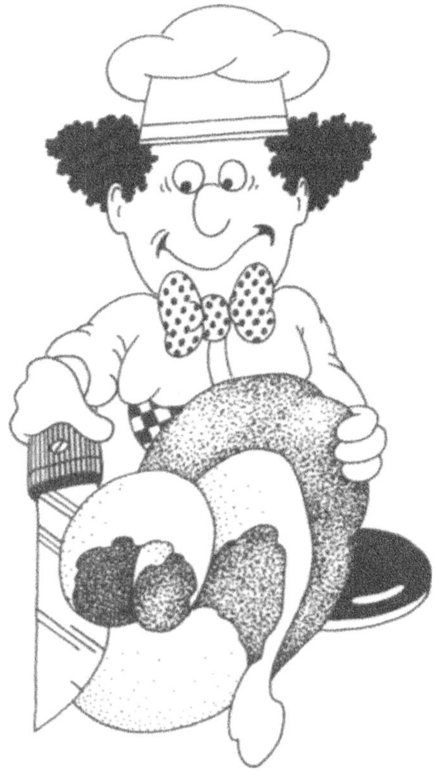

Die Kartoffeln gut waschen und bürsten. Das Backblech einölen. Die Kartoffeln der Länge nach halbieren, mit der Schnittfläche auf das Backblech legen und mit Kümmel bestreuen. Auf mittlerer Einschubleiste im vorgeheizten Ofen 40—50 Minuten garen. Dazu paßt ein Kräuterjoghurt aus oben genannten Zutaten.

Pro Portion (bei 6 Portionen) ca.:
10 g Eiweiß
8 g Fett
1185 mg Kalium
32 mg Natrium
51 g Kohlenhydrate
= 1344 Joule (321 Kalorien)

Spinatgemüse

Für 4 Portionen

750 g frischer Blattspinat
2 Knoblauchzehen
80 g Butter
30 g Parmesan (frischgerieben)
2 Eigelb

Den Spinat verlesen, mehrfach waschen. Tropfnaß in einen Topf geben und bei mittlerer Hitze zusammenfallen lassen. Den Spinat in einem Durchschlag abtropfen lassen und dann auf einem Holzbrett grob hacken. Die Knoblauchzehen pellen und zerdrükken. Butter in einer Pfanne aufschäumen. Knoblauch und Spinat hineingeben und unter Rühren erhitzen. Parmesan und Eigelb unterrühren.

Pro Portion ca.:
8 g Eiweiß
22 g Fett
1035 mg Kalium
162 mg Natrium
6 g Kohlenhydrate
= 1110 Joule (265 Kalorien)

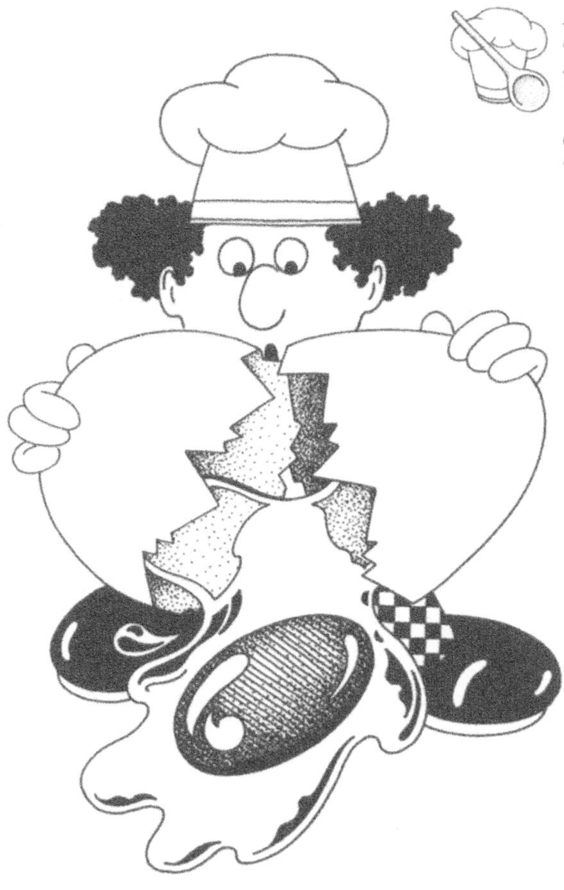

Geschmorter Reis

Für 4 Portionen

80 g Butter
200 g Reis (Langkorn)
400—500 g ungesalzene Brühe

Variationen:
200 g Champignons oder
200 g Tiefkühlerbsen oder
100 g gehackte Kräuter oder
200 g gewürfelte Papriakschoten oder
200 g gebräunte Zwiebelringe oder
100 g geröstete Mandelblättchen

Den Reis in der erhitzten Butter unter Rühren anrösten. Mit der Brühe aufgießen und zugedeckt bei milder Hitze 30 Minuten ausquellen lassen. Sie können den Reis mit angebratenen, in Scheiben geschnittenen Champignons, blanchierten Erbsen, gehackten Kräutern, gewürfelten, angebratenen Paprikaschoten, gebräunten Zwiebelringen oder gerösteten Mandelblättchen verfeinern.

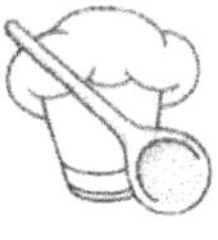

Pro Portion ca.:
4 g Eiweiß
17 g Fett
63 mg Kalium
4 mg Natrium
40 g Kohlenhydrate
= 1452 Joule (347 Kalorien)

Kartoffelgratin

Für 4 Portionen

1 kg Kartoffeln
80 g Butter
1/4 l Schlagsahne
30 g frischgeriebener Parmesankäse

Die Kartoffeln schälen und in dünne Scheiben schneiden. Eine Gratinform mit wenig Butter auspinseln. Die Kartoffelscheiben dachziegelartig einschichten. Die Sahne angießen. Im vorgeheizten Ofen bei 225 Grad auf mittlerer Einschubleiste 40—45 Minuten garen. Mit restlicher Butter in Flöckchen belegen und mit Parmesan überstreuen, goldbraun überkrusten. In der Form servieren.

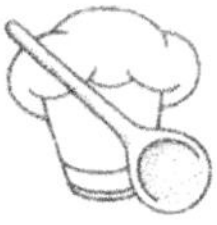

Pro Portion ca.:
8 g Eiweiß
39 g Fett
969 mg Kalium
81 mg Natrium
39 g Kohlenhydrate
= 2336 Joule (558 Kalorien)

Provencalische Kartoffeln

Für 4 Portionen

1 kg junge, möglichst kleine Kartoffeln
50 g Butter
4 EL Olivenöl
schwarzer Pfeffer a. d. Mühle
2 Knoblauchzehen
1 Zweig Rosmarin
1 kleines Bd. Thymian

Die Kartoffeln gut waschen und bürsten. Öl und Butter in einem Topf erhitzen und die Kartoffeln hineingeben. Bei mittlerer Hitze zugedeckt 40 bis 45 Minuten garen. Den Topf zwischendurch rütteln. Den Knoblauch pellen und feinhacken. Die Kräuter von den Stielen streifen. Knoblauch, Kräuter und Pfeffer zu den Kartoffeln geben und durchschwenken. Eventuell noch etwas Butter zugeben.

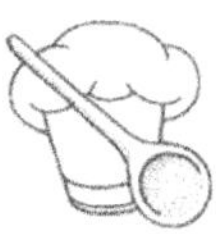

Pro Portion ca.:
5 g Eiweiß
21 g Fett
1110 mg Kalium
9 mg Natrium
46 g Kohlenhydrate
= 1704 Joule (407 Kalorien)

Gefüllte Zucchini

Für 4 Portionen

6 Zucchini à ca. 100 g
2 altbackene Brötchen
$^{1}/_{8}$ l Milch
1 Knoblauchzehe
150 g Quark
1 Eigelb
40 g Parmesan (frisch gerieben)
1 TL Oregano (getrocknet)
schwarzer Pfeffer a. d. Mühle

Die Zucchini waschen und die Enden abschneiden. In einem Topf mit Wasser zum Kochen bringen. Die Zucchini 5 Minuten im kochenden Wasser ziehen lassen und dann abgießen. Die altbackenen Brötchen würfeln und in der Milch einweichen. Die Zucchini der Länge nach halbieren. Die Hälften mit einem Teelöffel aushöhlen. Das ausgelöste Zucchinifleisch fein hacken. Die Knoblauchzehe pellen und zerdrücken. Den Backofen auf 200 Grad (Gas: Stufe 3) vorheizen. Die eingeweichten Brötchenwürfel mit Zucchinifleisch, Knoblauch, Quark, Eigelb, Parmesan, Oregano und Pfeffer mischen. Die ausgehöhlten Zucchinihälften mit der Masse füllen. Eine feuerfeste Form mit weicher Butter ausfetten und die Zucchinihälften nebeneinander hineinsetzen. Auf mittlerer Einschubleiste 40—45 Minuten garen. Sie schmecken auch kalt.

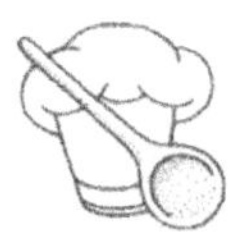

Pro Portion ca.:
14 g Eiweiß
8 g Fett
305 mg Kalium
233 mg Natrium
24 g Kohlenhydrate
= 971 Joule (232 Kalorien)

Zucchinipuffer

Ergibt ca. 16 Stück

250 g Zucchini
1 Zwiebel
1 Bd. Dill
2 Eier
30 g Mehl
schwarzer Pfeffer a. d. Mühle
50 ccm Öl zum Ausbacken
Frühlingszwiebeln zum Dekorieren
1 Becher Sahnejoghurt

Zucchini waschen, Stielansatz und Blüte abschneiden. Zucchini auf der groben Seite der Haushaltsreibe raffeln. Zwiebel pellen und fein würfeln, Dill hacken. Die Eier nacheinander unter das Mehl rühren, so daß ein glatter Teig entsteht. Gut mit Zucchini, Zwiebel, Dill und Pfeffer vermischen, in zwei Pfannen (ca. 24 cm Durchmesser) je einen EL Öl erhitzen. Pro Puffer 1 EL Teig hineingeben und etwas auseinanderstreichen. Die Puffer von jeder Seite 2 bis 3 Minuten braten, bis sie goldbraun sind. Auf eine vorgewärmte Platte legen und mit Frühlingszwiebeln dekorieren. Den Sahnejoghurt dazu servieren.

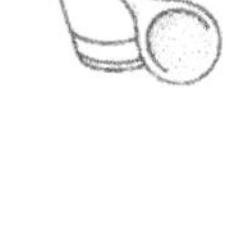

Pro Stück ca.:
2 g Eiweiß
5 g Fett
48 mg Kalium
16 mg Natrium
3 g Kohlenhydrate
= 252 Joule (60 Kalorien)

Selbstgemachte Nudeln

a) weiße Nudeln

400 g Mehl
3 Eier
1 Eiweiß
1 EL Öl
1 EL Wasser

Mehl auf ein Backbrett geben, Vertiefung in das Mehl drücken und alle anderen Zutaten hineintun. Alles mit zwei Messern schnell zu einem Teig mischen.
Teig in 4 Portionen teilen, diese nacheinander verarbeiten (die einzelnen Portionen bis zur Verarbeitung in Klarsichtfolie aufbewahren).
Teig kneten, bis er glatt und geschmeidig ist, dann auf bemehlter Arbeitsfläche sehr dünn ausrollen und in Streifen oder andere Formen schneiden.

b) Grüne Nudeln

500 g Mehl
3 Eier
2 EL Spinat, sehr fein püriert
2 EL Öl
2 EL Wasser

Teig verarbeiten wie unter a) beschrieben.

c) Rote Nudeln

500 g Mehl
3 Eier
1 Eiweiß
2 EL Tomatenmark
2 EL Öl
2 EL Wasser

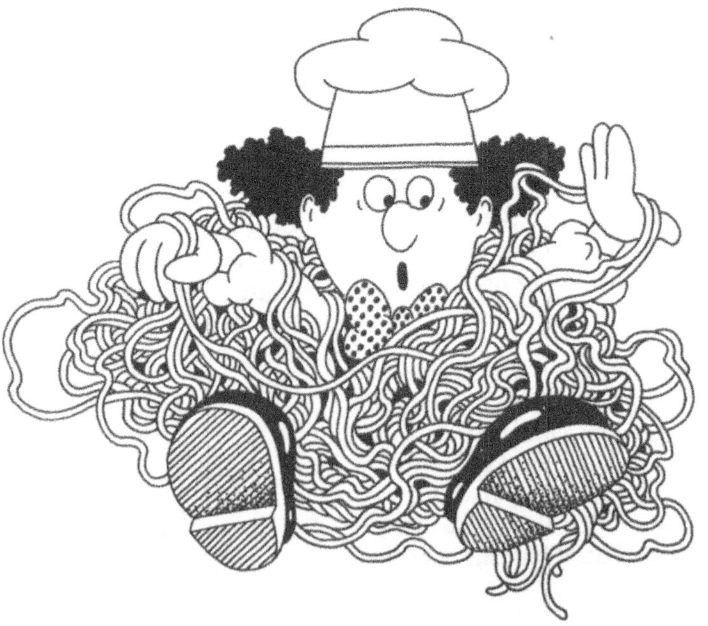

Teig verarbeiten wie unter a) beschrieben.

Vorbereitungszeit für a), b), c): ca. 1 Std. pro 500 g Teig.

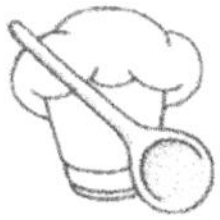

Pro 500 g Nudeln ca.:
47 g Eiweiß
34 g Fett
282 g Kohlenhydrate
= 7688 Joule (1837 Kalorien)

Spinatknödel

Ergibt 16—18 Stück

2 altbackene Brötchen
750 g frischer Blattspinat
60 g Zwiebeln
80 g Butter
1 Bd. Petersilie
1 Knoblauchzehe
2 Eier
3 EL Mehl
etwas frischgeriebene Muskatnuß
120 g Semmelmehl
10 g frischgeriebener Parmesan

Die altbackenen Brötchen in kleine Würfel schneiden. Den Spinat verlesen, mehrfach waschen. Tropfnaß in einen Topf geben und bei mittlerer Hitze zusammenfallen lassen. Den Spinat leicht ausdrücken und durch die feine Scheibe des Fleischwolfs treiben. Die Zwiebeln pellen, fein würfeln und in 50 g Butter goldbraun rösten. Die Petersilie waschen und hacken. Die Knoblauchzehe pellen und zerdrücken. Spinat, Brötchenwürfel, Zwiebeln, Petersilie, Knoblauch, Eier, Mehl, Muskat und Semmelbrösel zu einem Teig verkneten. Den Teig ca. 20 Minuten quellen lassen. In der Zwischenzeit in einem Topf mit möglichst großem Durchmesser Wasser zum Kochen bringen. Mit nassen Händen 16—18 Knödel formen und 7—8 Minuten im Wasser sieden (nicht kochen) lassen. Die Knödel mit einer Schaumkelle herausnehmen. Auf einer Platte mit der restlichen, flüssig gemachten Butter übergießen und mit Parmesan bestreuen. Eine sehr gute Beilage zu allen Fleischgerichten.

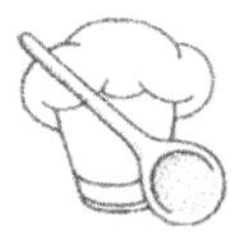

Insgesamt ca.:
55 g Eiweiß
84 g Fett
2619 mg Kalium
1548 mg Natrium
192 g Kohlenhydrate
= 7659 Joule (1830 Kalorien)

SALATE

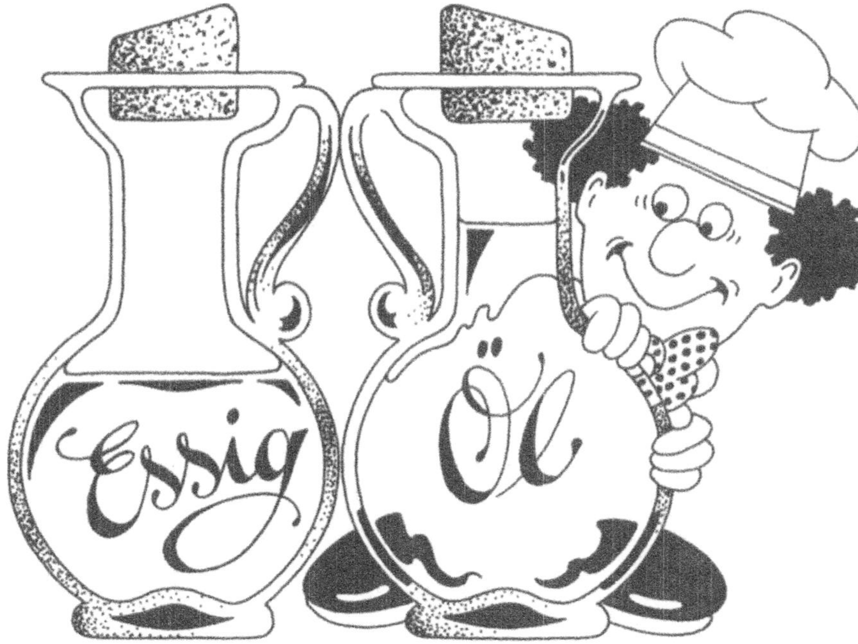

Rote-Bete-Salat

Für 6 Portionen

1 kg Rote Bete (mittl. Größe)
3 EL Rotweinessig
5 EL Öl
1 TL Zucker
2 EL frischger. Meerrettich
2 TL Kümmel

Die Rote Bete gut waschen und mit der Schale in Wasser zugedeckt 40 Minuten kochen. Die Rote Bete noch warm pellen und in Scheiben schneiden. Aus Essig, Öl, Zucker und Meerrettich eine Salatsauce rühren. Den Kümmel zugeben. Die Rote Bete damit übergießen und 2—3 Stunden durchziehen lassen.

Pro Portion ca.:
2 g Eiweiß
9 g Fett
488 mg Kalium
112 mg Natrium
12 g Kohlenhydrate
= 566 Joule (135 Kalorien)

Kartoffelsalat mit Radieschen

Für 6 Portionen

$1\frac{1}{2}$ Pfd. festkochende Salat-Kartoffeln
$\frac{1}{8}$ l Brühe
8 EL Weinessig
$2\frac{1}{2}$ Bd. Schnittlauch
Knoblauchpulver
1 Prise Zucker
4 EL Öl
$2\frac{1}{2}$ Bd. Radieschen

Kartoffeln waschen, garen, abschrecken, heiß pellen und in Scheiben schneiden. Die Brühe, den Essig, gehackten Schnittlauch und die Gewürze mischen, die Kartoffelscheiben damit begießen, vorsichtig durchmischen, gut durchziehen lassen. Kurz vor dem Servieren das Öl zugeben und die in Scheiben geschnittenen Radieschen unterheben. Nochmals abschmecken.

Pro Portion ca.:
3 g Eiweiß
7 g Fett
630 mg Kalium
11 mg Natrium
24 g Kohlenhydrate
= 729 Joule (174 Kalorien)

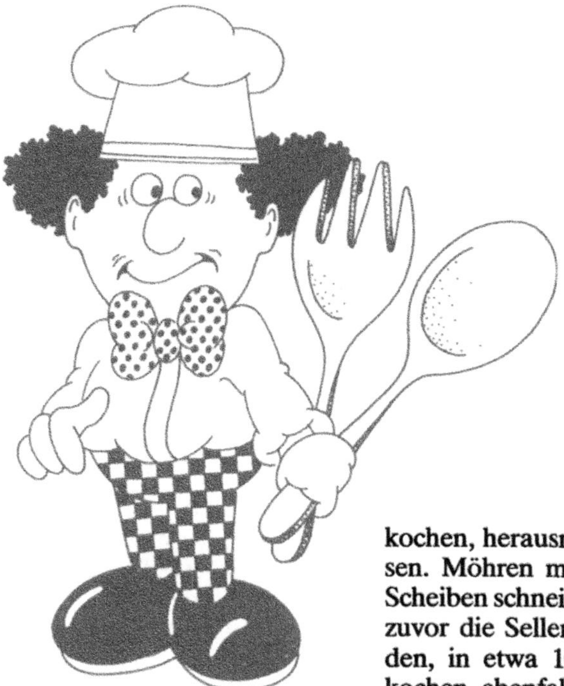

Selleriesalat mit Möhren und Paprika

Für 4—6 Portionen

500 g Sellerie
250 g Möhren
1 Zwiebel
125 g Paprikaschote
125 g kalorienarme Mayonnaise (30 % Fett)
1 Becher Joghurt
3 EL Essig
Pfeffer, Zucker

Sellerie putzen, zuerst in Scheiben, dann in kleine Würfel schneiden, in Salzwasser 5—7 Minuten knapp gar kochen, herausnehmen, abtropfen lassen. Möhren mit dem Buntmesser in Scheiben schneiden, im Wasser, in dem zuvor die Selleriewürfel gekocht wurden, in etwa 10 Minuten knapp gar kochen, ebenfalls abtropfen und erkalten lassen. Die Zwiebel pellen, fein hacken, auf einem Sieb im Gemüsewasser kurz blanchieren. Paprikaschote putzen, waschen, in ganz kleine Würfel schneiden. Mayonnaise mit Joghurt verrühren, mit Essig, Pfeffer und Zucker pikant abschmecken. Alle Gemüse vorsichtig mischen, Mayonnaise zugeben, unterheben, gut durchziehen lassen, nochmals abschmecken. Vor dem Servieren mit zurückbehaltenen Gemüsestücken verzieren.

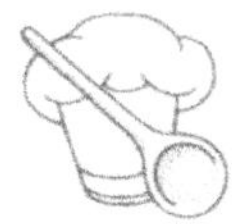

Bei 6 Portionen pro Portion:
3 g Eiweiß
9 g Fett
390 mg Kalium
181 mg Natrium
12 g Kohlenhydrate
= 579 Joule (138 Kalorien)

Rotkohlsalat

Für 4—6 Portionen

1 kl. Kopf Rotkohl
1 säuerl. Apfel
3 EL Zucker
4 EL Zitronensaft
6 EL Essig
4 EL Orangensaft
abgeriebene Schale von einer halben Orange (unbehandelt)
2 Zwiebeln
6 EL Öl

Rotkohl in sehr feine Streifen schneiden oder hobeln, kurz in kochendem Wasser blanchieren, auf einem Sieb gut abtropfen lassen, zum Abkühlen beiseite stellen. Apfel schälen und in Spalten schneiden. Aus Zucker, Zitronensaft, Essig, Orangensaft, Orangenschale, feingewürfelten Zwiebeln und dem Öl eine Salatsauce rühren, alles mit dem Rotkohl vermischen und gut durchziehen lassen. Nochmals abschmecken.

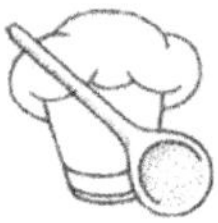

Bei 6 Portionen pro Portion ca.:
2 g Eiweiß
10 g Fett
429 mg Kalium
8 mg Natrium
20 g Kohlenhydrate
= 772 Joule (185 Kalorien)

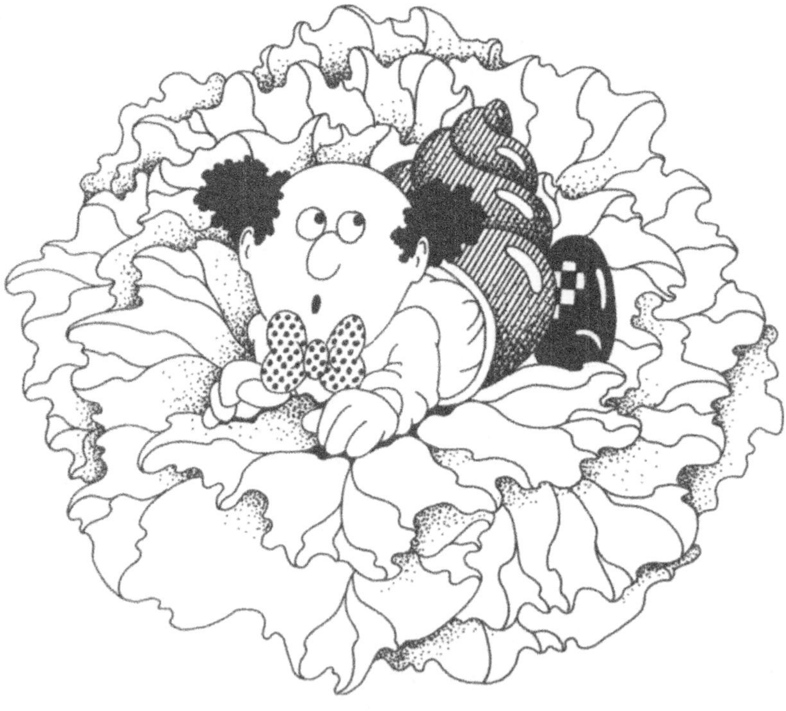

Wirsingkohlsalat

Für 6 Portionen

$\frac{1}{2}$ kl. Kopf Wirsing
3 EL Essig
Zucker nach Geschmack
Pfeffer a. d. Mühle
Currypulver
1 Zwiebel
3 EL Öl
je 15 g Cashewkerne
Haselnüsse, Mandeln

Wirsing putzen, waschen und in ganz feine Streifen schneiden oder hobeln, dann kurz in kochendem Wasser blanchieren. Auf einem Sieb gut abtropfen lassen. Aus Essig, Zucker, frisch gemahlenem Pfeffer, Curry, feingewürfelter Zwiebel und Öl eine Salatsauce rühren und den Wirsing damit anmachen, gut durchziehen lassen. Kurz vor dem Servieren die halbierten Cashewkerne, Haselnüsse und Mandeln dazugeben.

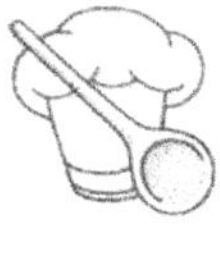

Pro Portion ca.:
3 g Eiweiß
9 g Fett
234 mg Kalium
6 mg Natrium
5 g Kohlenhydrate
= 506 Joule (121 Kalorien)

Kartoffelsalat mit Apfel

Für 6 Portionen

4 EL Weinessig
1 TL salzarmer Senf
frisch gemahlener Pfeffer
Zucker
$1\frac{1}{2}$ Pfd. festkochende Salatkartoffeln
1 Apfel
2 Zwiebeln
2 EL Pflanzenöl
1 Bd. Schnittlauch

Essig, Senf, Pfeffer und eine Prise Zucker zu einer Sauce verrühren. Die Kartoffeln in der Schale knapp 20 Minuten kochen, abgießen, abschrecken, pellen. Noch warm in die Sauce schneiden. In der Sauce erkalten lassen. Dann Apfel und Zwiebeln schälen. Apfel in dünne Spalten, Zwiebeln in Ringe schneiden und zu den Kartoffeln geben. Vorsichtig mit dem Öl vermengen. Vor dem Servieren noch mit gehacktem Schnittlauch bestreuen.

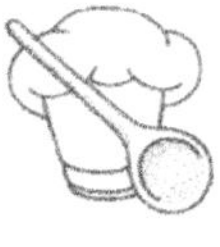

Pro Portion ca.:
3 g Eiweiß
4 g Fett
547 mg Kalium
5 mg Natrium
24 g Kohlenhydrate
= 607 Joule (145 Kalorien)

Tomaten-Reis-Salat

Für 6 Portionen

100 g Reis
125 g Zucchini
75 g rote Zwiebeln
$1\frac{1}{2}$ EL Tomatenpüree
$\frac{1}{2}$ Knoblauchzehe
2 EL Zitronensaft
3 EL Tomatensaft
Pfeffer
3 EL Öl
250 g Fleischtomaten

Reis in reichlich Wasser 20 Minuten sprudelnd kochen, abgießen, kurz kalt abschrecken, gut abtropfen lassen. Zucchini in Scheiben schneiden. Zwiebeln fein hacken. Aus Tomatenpüree, püriertem Knoblauch, Zitronen- und Tomatensaft, Pfeffer, Öl eine Sauce rühren. Salatzutaten mit Sauce mischen, zum Schluß die in Scheiben geschnittenen Tomaten unterheben, gut durchziehen lassen, abschmecken.

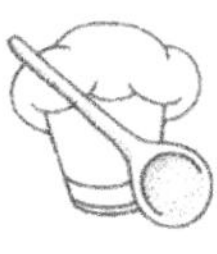

Pro Portion ca.:
2 g Eiweiß
5 g Fett
225 mg Kalium
15 mg Natrium
18 g Kohlenhydrate
= 558 Joule (133 Kalorien)

Rindfleischsalat

Für 8 Portionen

500 g mageres, gekochtes Rindfleisch
250 g Zwiebeln
125 g Salatgurke
Pfeffer
$\frac{1}{8}$ l Weinessig
$\frac{1}{8}$ l Öl
1 Bd. Schnittlauch

Fleisch in feine Streifen schneiden, die gepellten Zwiebeln in Ringe, Gurke in Stücke. Alles mischen. Aus Pfeffer, Essig und Öl eine pikante Sauce mischen, über den Salat gießen. Durchziehen lassen, vor dem Servieren Schnittlauchröllchen darüberstreuen.

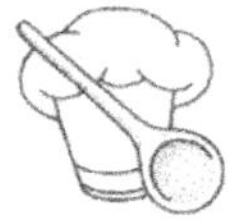

Pro Portion ca.:
14 g Eiweiß
17 g Fett
290 mg Kalium
54 mg Natrium
3 g Kohlenhydrate
= 960 Joule (229 Kalorien)

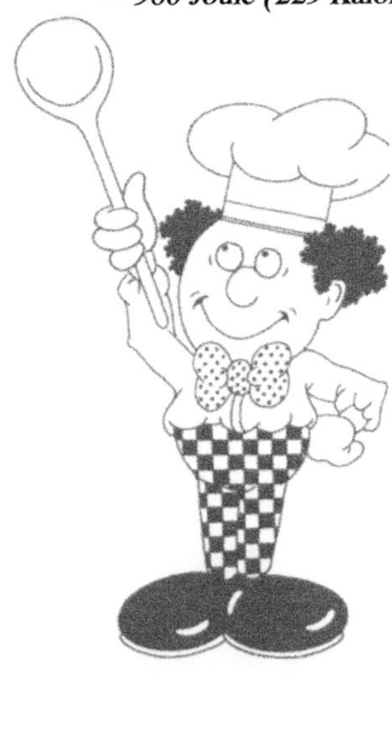

Spargelsalat mit Pfifferlingen und Erbsen

Für 4—6 Portionen

500 g frischer Spargel
1 Pk. Tiefkühlerbsen (300 g)
250 g Pfifferlinge (möglichst frisch)
250 g kalorienarme Mayonnaise (30 % Fett)
2 EL Essig
Pfeffer
Zucker
1 Bd. Schnittlauch
1 Bd. Dill

Spargel schälen, in mundgerechte Stücke schneiden und in kochendem Wasser 10 Minuten kochen lassen, dann mit den angetauten Erbsen und den Pfifferlingen mischen (frische Pfifferlinge in 1 EL Öl so lange braten, bis alle Flüssigkeit verdampft ist), Mayonnaise mit Essig verrühren, mit Pfeffer a. d. Mühle und Zucker pikant abschmecken, mit den gehackten Kräutern mischen. Die Sauce über das Gemüse gießen, das Gemüse vorsichtig unterheben, gut durchziehen lassen, nochmals abschmecken. Vor dem Servieren mit zurückbehaltenen Spargelköpfen, Pfifferlingen und Erbsen verzieren.

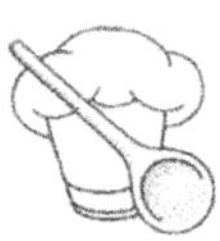

Bei 6 Portionen pro Portion ca.:
5 g Eiweiß
15 g Fett
417 mg Kalium
212 mg Natrium
12 g Kohlenhydrate
= 867 Joule (207 Kalorien)

Curry-Reis-Salat mit Hähnchen

Für 6 Portionen

100 g Reis
3 EL Öl
75 g Zwiebeln
1 EL Currypulver
$^{1}/_{8}$ l süße Sahne
2 EL Essig
250 g Mayonnaise (50 %)
1 gebratenes Hähnchen (etwa 1 kg)
$1^{1}/_{2}$ Pfd. Ananas

Reis in reichlich Wasser 20 Minuten sprudelnd kochen, abgießen, kurz kalt abschrecken, gut abtropfen lassen. Öl erhitzen, die feingehackten Zwiebeln darin andünsten, Curry zugeben, gut durchschwitzen lassen, mit Sahne ablöschen, mit Essig und Mayonnaise verrühren. Hähnchen von Haut und Knochen lösen, in mundgerechte Stücke schneiden. Ananas schälen und zerlegen, alle Zutaten mischen, gut durchziehen lassen.

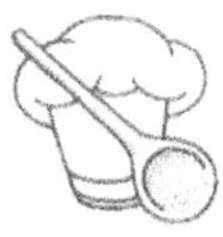

Pro Portion ca.:
20 g Eiweiß
38 g Fett
485 mg Kalium
287 mg Natrium
26 g Kohlenhydrate
= 2295 Joule (548 Kalorien)

Gemischter Gemüsesalat

Für 4—6 Portionen

$^{1}/_{8}$ l Weinessig
$^{1}/_{8}$ l Weißwein
4 EL Chartreuse
gut 1 TL Senfpulver
2 TL salzarmer Senf
Pfeffer
$^{1}/_{8}$ l Olivenöl
250 g Staudensellerie
250 g Blumenkohlröschen
250 g Champignons

Für die Mayonnaise:
2 Eigelb
2 TL salzarmer Senf
2 TL Zitronensaft
knapp $^{1}/_{4}$ l Öl

Weinessig mit Weißwein, Chartreuse, Senfpulver, Senf und Pfeffer verrühren, Olivenöl unterrühren. Kleingeschnittenen Staudensellerie, knapp gar gekochte Blumenkohlröschen vorsichtig unter die Salatsauce mischen. 4 Stunden zugedeckt ziehen lassen. Kurze Zeit vor dem Servieren Eigelb mit den Gewürzen verrühren, das Öl erst tropfenweise, dann in dünnem Strahl mit den Quirlen des Handrührgerätes unterschlagen. Champignons waschen, putzen, blättrig schneiden. Zwei Drittel davon unter den Salat mischen. Die Mayonnaise daraufgeben und die restlichen Champignons darüberstreuen.

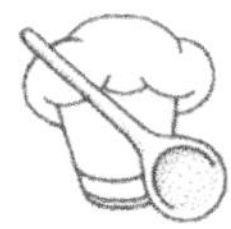

Bei 6 Portionen pro Portion ca.:
3 g Eiweiß
52 g Fett
337 mg Kalium
24 mg Natrium
6 g Kohlenhydrate
= 2331 Joule (557 Kalorien)

DESSERTS UND SÜSSE HAUPT-GERICHTE

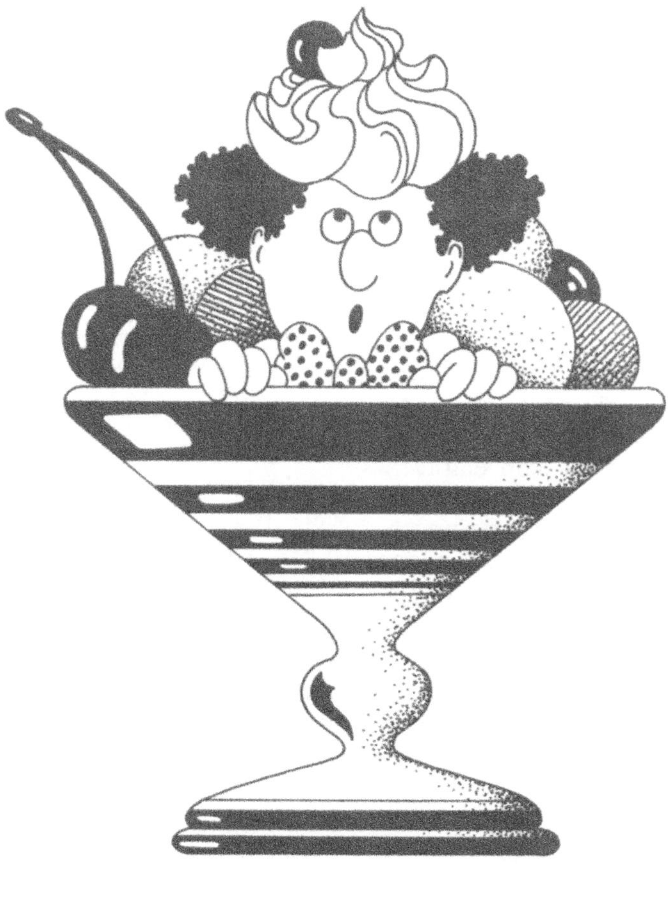

Rote Grütze

Für 6 Portionen

250 g Sauerkirschen
250 g Erdbeeren
250 g Rote Johannisbeeren (abgestreift)
125 g schwarze Johannisbeeren (abgestreift)
125 g Himbeeren
60 g Speisestärke
250 g Zucker

Sauerkirschen entsteinen, halbieren, Erdbeeren halbieren oder vierteln (je nach Größe). Johannisbeeren und Himbeeren mit 1 l Wasser zum Kochen bringen, beiseite stellen, etwas ziehen lassen, dann durch ein Sieb streichen. Fruchtmasse mit Wasser auf 1 Liter auffüllen, etwas zum Anrühren der Speisestärke abnehmen. Zucker zufügen, alles zum Kochen bringen, mit der angerührten Speisestärke binden, einmal kräftig aufkochen, die vorbereiteten Kirschen und Erdbeeren hineingeben, gut verrühren. In ein großes Glasgefäß oder Portionsschüsselchen füllen (nicht kochend heiß einfüllen, sondern vorher etwas abkühlen lassen). Mit etwas Zucker bestreuen, damit sich keine harte Haut bilden kann. Dazu gibt's flüssige Sahne oder eine Mischung aus Milch und Sahne (halb und halb).

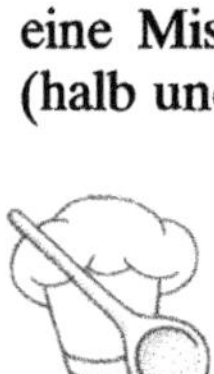

Pro Portion ca.:
2 g Eiweiß
1 g Fett
299 mg Kalium
3 mg Natrium
66 g Kohlenhydrate
= 1156 Joule (276 Kalorien)

Topfenknödel

Ergibt 12—14 Stück

Für die Knödel:
750 g Magerquark
30 g Mehl (Type 405)
bei doppelt griffigem Mehl — Rosenmehl — genügen 18—20 g
Puderzucker
2 Pckch. Vanillezucker
1 TL dünn abgeriebene Zitronenschale einer unbehandelten Frucht
1 Ei (Gewichtsklasse 2)
2 Eigelb (Gewichtsklasse 2)
100 g Crème fraîche

Zum Garnieren:
2 altbackene Brötchen
150 g Butter

Für das Kompott:
1 Glas Sauerkirschen (700 g)
10 g Speisestärke
1 Glas Preiselbeerkompott (200 g)
Puderzucker zum Bestreuen

Für die Knödel den Quark in einem Geschirrhandtuch portionsweise gut ausdrücken und durch ein Sieb streichen (nach dem Ausdrücken bleiben 400 g Quark übrig). Mehl, Puderzukker, Vanillezucker und Zitronenschale unter den Quark rühren. Dann Ei, Eigelb und Crème fraîche unterrühren. Die Masse 1 Stunde in den Kühlschrank stellen.
Die Brötchen aufschneiden, im Backofen goldbraun rösten, in einen Gefrierbeutel füllen und mit dem Nudelholz zerdrücken. Die Butter in einer Pfanne schmelzen lassen und die

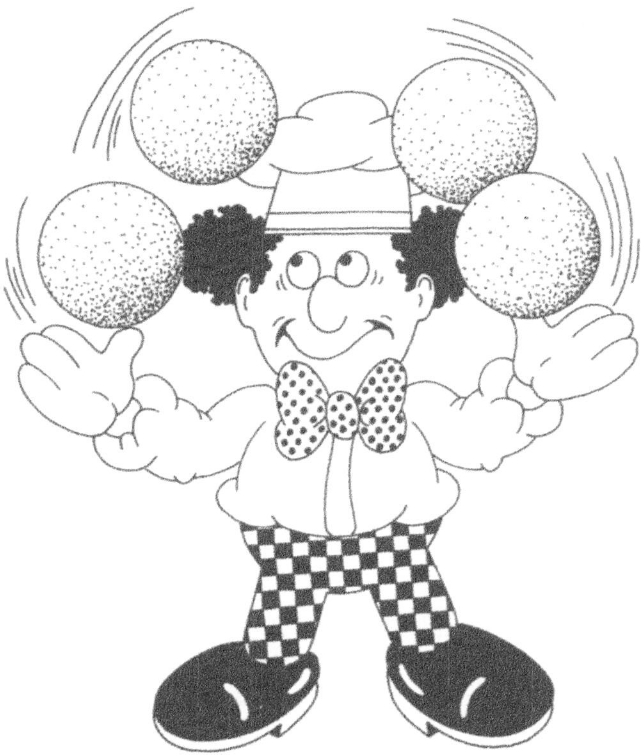

Brösel bei mittlerer Hitze 4—5 Minuten darin anrösten, dabei umrühren. Die Sauerkirschen in einem Sieb abtropfen lassen. $^{1}/_{4}$ l Saft abmessen. Die Speisestärke mit etwas Saft anrühren. Den restlichen Saft mit den Preiselbeeren in einem Topf zum Kochen bringen. Die angerührte Speisestärke hineinrühren und kurz kochen lassen. Die Sauerkirschen zugeben und nochmal 4—5 Minuten kochen lassen. Das Kompott zur Seite stellen.
Wasser in einem breiten Topf zum Kochen bringen. Einen Eisportionierer oder zwei Eßlöffel in das heiße Wasser tauchen und 12—14 Knödel vom vorbereiteten Teig abstechen. In gerade siedendem Wasser 12—15 Minuten garziehen lassen. Die Knödel mit der Schaumkelle herausnehmen, in Butterbrösel wenden und mit Puderzucker bestreuen. Auf einer vorgewärmten Platte anrichten. Das Kompott dazu servieren.

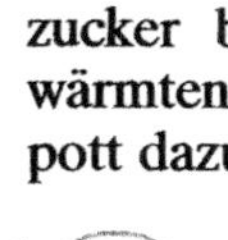

Pro Stück bei 12 Stück ca.:
12 g Eiweiß
16 g Fett
175 mg Kalium
71 mg Natrium
32 g Kohlenhydrate
= 1374 Joule (328 Kalorien)

Fresh Fruit-Cup
(Frischer Obstsalat)

Für 4—6 Portionen

Je 1/4 Ogen- und Honigmelone
2 Orangen
1 rosa Grapefruit
1/4 Ananas
je 60 g große grüne und blaue Trauben
30 g Zucker

Melonenfleisch in große Würfel schneiden. Orangen und Grapefruit so schälen, daß die bittere weiße Innenschale vollständig entfernt wird, dann die Filets herausschneiden. Ananas in nicht zu kleine Stücke schneiden. Trauben waschen, halbieren und entkernen. Fruchtstücke zuckern, locker mischen und kühlgestellt durchziehen lassen.

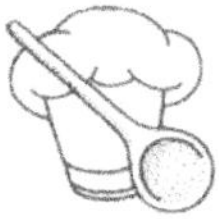

Pro Portion (bei 5 Portionen) ca.:
2 g Eiweiß
0 g Fett
222 mg Kalium
3 mg Natrium
27 g Kohlenhydrate
= 465 Joule (111 Kalorien)

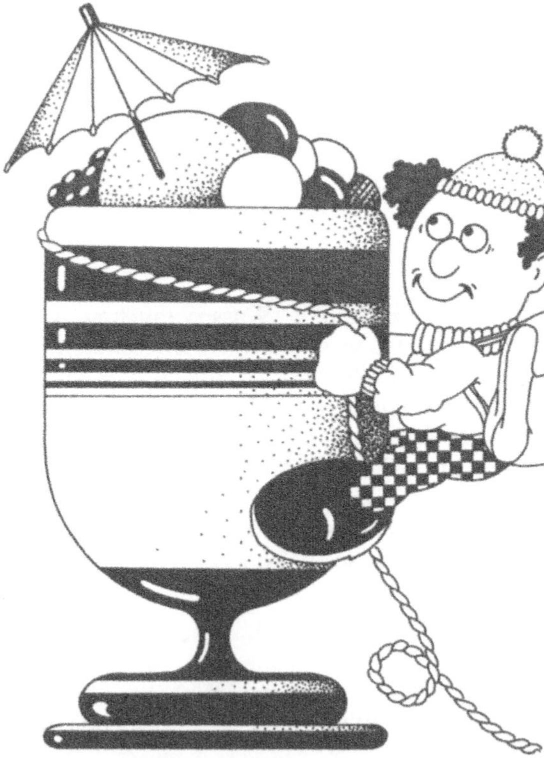

Grießschmarren

Für 4 Portionen

1 l Milch
500 g grober Grieß
100 g Zucker
100 g Rosinen
1 EL dünn abgeriebene Zitronenschale
von unbehandelten Früchten
150 g Butter
20 g Puderzucker
300 g Pflaumenmus
wahlweise Preiselbeerkompott

Die Milch und die halbe Zuckermenge zum Kochen bringen, den Grieß einrieseln lassen und dabei kräftig rühren. Den Brei unter ständigem Rühren ca. 5 Minuten durchkochen. Rosinen und Zitronenschale einrühren. In einer Pfanne die Butter erhitzen und den Grießbrei hineingeben, bei mittlerer Hitze ca. 10—15 Minuten rösten, bis die Unterseite braun wird. Den Grießschmarren mit zwei Gabeln in Stücke zerpflücken und wenden. Mit dem restlichen Zucker bestreuen und im vorgeheizten Backofen (200 Grad) auf mittlerer Einschubleiste weitere 30 Minuten goldbraun und knusprig backen. Den Schmarren mit Puderzucker bestäuben und mit Pflaumenmus oder Preiselbeerkompott servieren.

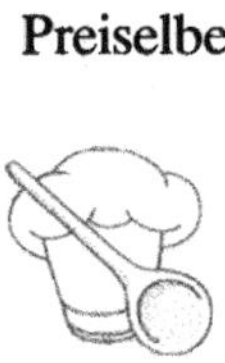

Pro Portion ca.:
22 g Eiweiß
42 g Fett
745 mg Kalium
165 mg Natrium
200 g Kohlenhydrate
= 5406 Joule (1292 Kalorien)

Rotweinbirnen

Für 4 Portionen

$^1/_2$ l kräftiger Rotwein
$^1/_2$ l roter Portwein
1 Vanilleschote
1 Zimtstange
3 Nelkenköpfe
1 kg vollreife Birnen
(z.B. Williams Christ)

Rotwein, Portwein, aufgeschlitzte Vanilleschote, Zimtstange und Nelken in einen Topf geben und aufkochen. Die Birnen schälen (Stiel dranlassen). Die Birnen bei milder Hitze 10—12 Minuten in dem Rotwein/Portweingemisch garen, dabei öfter wenden. Im Sud erkalten lassen.

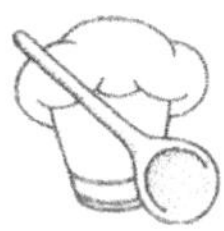

Pro Portion ca.:
1 g Eiweiß
1 g Fett
418 mg Kalium
10 mg Natrium
35 g Kohlenhydrate
= 1682 Joule (402 Kalorien)

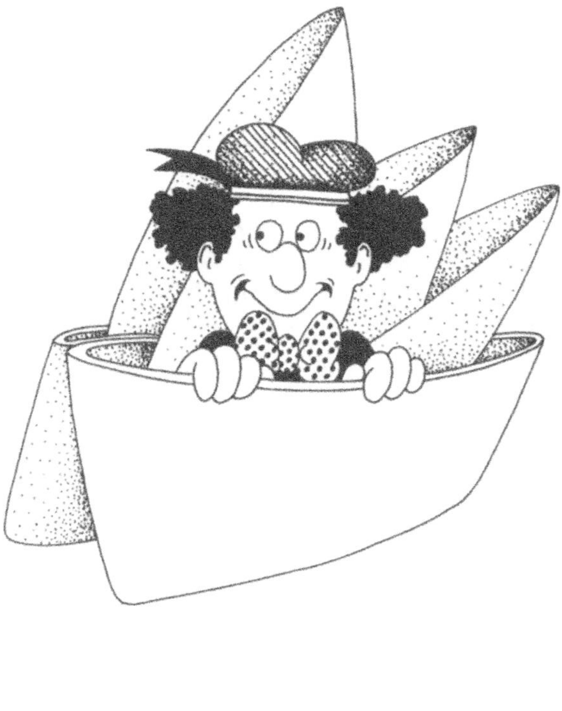

Rezeptverzeichnis

GPSR Compliance

The European Union's (EU) General Product Safety Regulation (GPSR) is a set of rules that requires consumer products to be safe and our obligations to ensure this.

If you have any concerns about our products, you can contact us on ProductSafety@springernature.com

In case Publisher is established outside the EU, the EU authorized representative is:

Springer Nature Customer Service Center GmbH
Europaplatz 3
69115 Heidelberg, Germany

Batch number: 08566374

Printed by Printforce, the Netherlands